ÉTUDES OTIATRIQUES

TRAITEMENT

DES

MALADIES DE L'OREILLE

EXPLORATION

ORGANIQUE ET FONCTIONNELLE

DE L'APPAREIL DE L'OUIE

PAR LE Dr A. COUSIN

ANCIEN INTERNE EN MÉDECINE ET EN CHIRURGIE DES HOPITAUX ET LAURÉAT
DE LA FACULTÉ DE MÉDECINE DE STRASBOURG, ETC., ETC.

Auteur d'un Essai sur le Sphygmographe.

PARIS

LEFRANÇOIS, LIBRAIRE-ÉDITEUR

RUE CASIMIR DELAVIGNE, 9 ET 10, PLACE DE L'ODÉON.

1868

TRAITEMENT

MALADIES DE L'OREILLE

Te 70/68

ÉTUDES OTIATRIQUES

TRAITEMENT

DES

MALADIES DE L'OREILLE

EXPLORATION
ORGANIQUE ET FONCTIONNELLE
DE L'APPAREIL DE L'OUIE

PAR LE Dr A. COUSIN

ANCIEN INTERNE EN MÉDECINE ET EN CHIRURGIE DES HOPITAUX ET LAURÉAT
DE LA FACULTÉ DE MÉDECINE DE STRASBOURG, ETC., ETC.

PARIS

LEFRANÇOIS, LIBRAIRE-ÉDITEUR

RUE CASIMIR DELAVIGNE, 9 ET 10, PLACE DE L'ODÉON.

1868

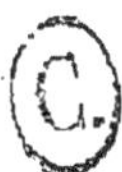

TRAITEMENT

DES

MALADIES DE L'OREILLE

Grâce aux travaux publiés dans ces dernières années tant en Allemagne qu'en Angleterre, l'étude des maladies de l'oreille semble être entrée dans une phase vraiment scientifique; Kramer, Trlotsch, Gruber, Politzer, Wilde, Toynbee, Hinton, et en France, Bonnafont, Triquet, etc., etc., ont fait faire à l'otiatrique des progrès sérieux; leurs travaux d'anatomie normale et pathologique et de physiologie ont conduit à une connaissance plus approfondie des affections de l'appareil auditif.

Le diagnostic s'est perfectionné et la thérapeutique s'est améliorée en se simplifiant.

Ce sont ces améliorations, ces simplifications dont je tente aujourd'hui de présenter le résumé. En effet, à part quelques spécialistes réellement experts en la matière, la majeure partie des médecins français suit une déplorable routine dans le traitement des diverses maladies de l'organe de l'ouïe : l'enseignement officiel faisant complétement défaut sur ce sujet, et l'enseignement officieux étant ou insuffisant ou peu suivi, il en résulte pour le médecin honnête et consciencieux un grand embarras quand un cas se présente, et pour le malade un véritable danger.

L'étude de l'otiatrique, bornée aux nécessités ordinaires de la pratique, est simple et facile, et l'on peut à bon droit s'étonner de voir tant de médecins s'y connaître si peu. Les encyclopédies classiques sont trop incomplètes et surtout trop arriérées en ce qui touche la thérapeutique des maladies de l'oreille pour pouvoir remédier efficacement à ce défaut de connaissances.

On me répondra sans doute qu'un praticien désireux de s'instruire peut toujours recourir à l'étude des traités spéciaux ; mais, outre que notre littérature médicale actuelle est relativement pauvre en traités de ce genre, chacun d'eux, pris isolément, offre à mes yeux ce défaut capital d'être trop exclusif et par-dessus tout trop long à lire, diffus souvent et bourré d'observations d'une lecture fastidieuse et peu instructive.

Une bonne thérapeutique ne pouvant être basée que sur un bon diagnostic, il faut commencer par explorer l'organe malade, ce qu'on néglige le plus souvent ou qu'on n'exécute que d'une façon toute superficielle. Avant d'entreprendre un traitement, quel qu'il soit, il convient donc d'explorer attentivement l'oreille en s'aidant du spéculum plein et d'un miroir d'ophthalmoscope servant de réflecteur(1). On obtient ainsi des renseignements précieux sur l'état du conduit auditif externe, du tympan, et même de la caisse, surtout quand la membrane du tambour est perforée.

Il est également utile de se renseigner sur l'état fonctionnel de l'organe de l'ouïe à l'aide de la montre et du diapason (2).

L'état local étant connu, on s'occupe de l'état général du sujet et de l'influence qu'il peut avoir sur les manifestations morbides que l'on a constatées. Cela fait, on indique au malade le traitement à suivre, local ou général : ce dernier étant parfaitement connu des médecins, je ne m'occuperai, dans le cours de ce travail, que des moyens locaux appropriés au traitement de chaque cas particulier.

Voici la division que j'adopte :

I. — *Moyens applicables au conduit auditif externe, par ce conduit et à son voisinage.*

II. — *Moyens applicables au conduit pharyngien de l'oreille et par ce conduit, ainsi qu'au pharynx et aux cavités nasales.*

(1) Troltsch, *Maladies de l'oreille*. Trad. Sengel. 1868.
(2). V., pour plus de détails, les traités de Troltsch, Bonnafont, Triquet.

Le pavillon n'étant qu'un appendice de l'organe de l'ouïe et une dépendance du système cutané, je renvoie aux traités de dermatologie pour l'étude des affections diverses dont il peut être atteint. Quant à la perforation du lobule et aux maladies qui peuvent en être la conséquence je n'en parlerai point : la perforation du lobule est une opération que je réprouve, c'est un souvenir des temps barbares perpétué par la coquetterie féminine ; loin d'être pratiquée dans l'enfance, comme on le fait d'ordinaire, elle ne devrait l'être qu'à l'âge adulte et sur la demande expresse de la personne qui s'y soumet.

PREMIÈRE PARTIE.

MOYENS APPLICABLES AU CONDUIT AUDITIF EXTERNE,
PAR CE CONDUIT ET A SON VOISINAGE.

(a) *Moyens médicaux.*

1° Injections.
2° Instillations.
3° Fumigations.
4° Insufflations.
5° Cautérisations.
6° Emissions sanguines locales.
7° Révulsifs.
8° Electricité.

(b) *Moyens chirurgicaux.*

1° Incisions et scarifications du conduit.
2° Extraction des corps étrangers.
3° Dilatation du conduit auditif externe.
4° Trépanation de l'apophyse mastoïde.
5° Perforation du tympan.
6° Ablation des polypes.
7° Pansement des plaies du tympan et des lésions du conduit.

(c) *Moyens prothétiques.*

1° Tubes dilatants.
2° Tympans artificiels.
3° Appareils acoustiques.

(d) *Moyens hygiéniques.*

Au point de vue hygiénique nous étudierons les différents moyens destinés à mettre l'organe délicat de l'ouïe à l'abri des influences des vicissitudes atmosphériques, de l'âge, des professions, etc.

MOYENS MÉDICAUX

I. Des Injections.

Les affections du conduit auditif externe sont fréquentes à toutes les époques de la vie, enfance, âge adulte ou vieillesse, et qu'il s'agisse d'un simple engouement cérumineux, d'une otorrhée, d'un furoncle, d'un eczéma, etc., les injections détersives, simples ou médicamenteuses seront d'un grand secours tant pour remédier à la maladie elle-même que pour permettre au médecin une exploration plus complète de l'organe.

Les injections sont simples ou médicamenteuses.

Elles sont détersives, émollientes, désobstruantes, désinfectantes et astringentes.

Disons de suite que les injections médicamenteuses sont le plus souvent avantageusement remplacées par les instillations dont nous traiterons plus loin.

L'eau tiède pure et simple, et parfois associée à une certaine proportion de glycérine anglaise (demi, tiers, quart), constitue de tous les détersifs et les émollients le meilleur et le plus innocent. Le lait, les huiles, les décoctions plus ou moins mucilagineuses et narcotiques offrent le grand désavantage de contenir des substances organiques qui séjournent

dans le fond du conduit, y fermentent, s'y décom-
posent et deviennent le point de départ d'irritations
nouvelles.— Si je conseille l'association d'une certaine
quantité de glycérine, c'est que cette substance est
inoffensive, parfaitement soluble dans l'eau et qu'aux
yeux des malades et des personnes de leur entou-
rage, l'eau tiède seule serait un pauvre médicament.

La température du liquide injecté ne doit pas
dépasser 35° centigrades.

Il faut surtout se bien garder de faire des injections froides, les plus graves accidents peuvent en
être la conséquence.

Pour pratiquer une injection dans l'oreille soit
simplement pour déterger, soit pour expulser un
corps étranger, un bouchon cérumineux, évitez de
recourir à l'usage encore si répandu des petites
seringues en verre dont le moindre inconvénient est
d'offrir une capacité insuffisante et de fonctionner
d'une façon défectueuse. Evitez plus particulièrement
l'emploi des canules longues qui peuvent blesser le
conduit et souvent le tympan...

Servez-vous d'embouts courts et volumineux, de
forme conique ou cylindrique, à pointe émoussée.
Les spécialistes allemands conseillent de se servir
d'une seringue d'étain d'assez grande capacité (150 à
200 grammes), munie d'une canule conique, courte,
forée suivant son grand axe, longue de deux centi-

mètres environ, d'un calibre un peu supérieur au calibre du méat auditif et creusée à la surface d'une ou plusieurs rainures ou rigoles (Lœwenberg); elle est introduite sans danger aucun dans le conduit, de manière à en obturer la lumière, et quand on pousse l'injection, le liquide trouve une issue facile par les rigoles dont nous avons parlé.

La tige du piston doit être garnie d'un anneau pour y placer le pouce. — La vis qui fait couvercle doit porter un relief assez saillant pour que l'index et le medius puissent y prendre un point d'appui.

L'irrigateur qui se trouve aujourd'hui dans la plupart des familles peut parfaitement remplir l'office de la seringue que nous venons de décrire. Il faut alors recommander aux malades de ne pas introduire la canule dans le conduit auditif externe au delà d'un centimètre et demi et surtout de ne point ouvrir brusquement le robinet qui commande la marche de l'appareil.

L'injection doit être faite lentement et avec ménagement (Troltsch), pour éviter de produire des vertiges ou de rompre la membrane du tympan quand elle est amincie ou devenue friable, pour éviter surtout de produire des douleurs violentes qui peuvent aller jusqu'à la syncope.

L'injection d'eau tiède est souveraine pour l'extraction des corps étrangers, extraction qui réclame bien rarement l'emploi des innombrables instruments inventés dans ce but.—Tout le monde connaît le mécanisme suivant lequel agit l'injection dans ces cas. (V. plus loin pour l'usage des injections au point de vue hygiénique.)

L'injection faite, il convient d'évacuer complétement le conduit auditif du liquide qui pourrait y être contenu. Il suffit pour cela d'incliner fortement la tête du côté correspondant à celui sur lequel on vient d'opérer et de tamponner légèrement le pavillon avec un linge (1).

Pour éviter les refroidissements, si dangereux pour cet organe délicat, il faut, après avoir bien abstergé, placer un tampon de ouate dans la conque.

Quand le médecin veut extemporanément déterger le conduit auditif du pus qu'il contient, il peut se servir d'un pinceau de blaireau à longs poils, imbibé d'eau tiède. Ce dernier moyen, exigeant une certaine délicatesse dans son emploi, ne doit être appliqué que par une main expérimentée.

Injections médicamenteuses.

J'en viens aux injections médicamenteuses au sujet desquelles je serai bref en raison de la supériorité que j'accorde aux instillations.

On remédie à la fétidité de certains écoulements d'o-

(1) Même recommandation pour les instillations.

reilles à l'aide d'injections d'eau chlorurée, d'eau de goudron, d'acide phénique au deux centième d'une solution de permanganate de potasse. — Les affections herpétiques peuvent être améliorées par l'emploi des injections d'eaux sulfureuses tiédies en vase clos (1).

Il est bien entendu qu'en cas de rétrécissement du conduit, il faudra pour obtenir des injections tout l'effet désirable, commencer par dilater à l'aide de petites canules graduées en gomme (Bonnafont) préférables de beaucoup à l'éponge préparée, et autres corps dilatants qui s'opposent à l'écoulement des matières sécrétées pendant toute la durée de leur application.

II. Des Instillations.

Les instillations diffèrent des injections en ce qu'elles se font avec une moindre quantité de liquide et en ce qu'elles séjournent plus longtemps dans le conduit ou dans la caisse si le tympan est perforé.

C'est un bain local, simple ou médicamenteux.

Elles doivent toujours se faire avec un liquide tiède, être gardées plus ou moins longtemps (cinq à dix minutes), pendant tout le temps qu'elles durent le malade doit tenir la tête fortement penchée du côté opposé à celui sur lequel on opère.

(1) Cette précaution est indispensable pour éviter la déperdition des gaz sulfurés.

Le liquide est introduit avec une cuiller ou mieux avec un tuyau de plume d'oie servant de pipette, moyen qui permet de ménager le médicament s'il a quelque valeur, et qui facilite de beaucoup l'emploi des substances qu'il faut doser : c'est un compte-goutte économique.

Instillations simples ou émollientes.

Le meilleur de tous les émollients est l'eau tiède ; éviter, pour les raisons mentionnées plus haut l'emploi de l'eau chargée de principes organiques.

Ces instillations fréquemment répétées conviennent dans toutes les affections inflammatoires aiguës du conduit auditif et de la membrane du tympan. Les cataplasmes doivent toujours être rejetés en raison des nombreux inconvénients qu'ils présentent (Troltsch). Tout au plus peut-on les employer dans l'otite furonculeuse. — Elles sont également fort avantageuses dans les cas d'engouement cérumineux pour ramollir le bouchon et faciliter sa sortie sous l'influence des injections.

Après l'eau tiède je place la glycérine ; il faut la choisir parfaitement pure, et sous ce rapport la glycérine anglaise, et plus particulièrement la glycérine de Price, jouit d'une réputation parfaitement méritée. — La glycérine française, souvent acide, a parfois donné lieu à des accidents très-fâcheux pour les malades et désagréables pour le médecin dont la réputation est compromise. Instillée en goutte, ou appliquée à l'aide d'un pinceau, cette précieuse substance est fort utile dans le traitement de cet état de sécheresse du conduit coïncidant avec un prurit désagréable, desquamation furfuracée et dessiccation du tympan. Elle supplée au défaut de sécrétion cérumineuse qui se rencontre chez les vieillards.

Ce n'est pourtant pas une panacée contre la surdité comme on l'a cru, il y a quelques années, à la suite des faits publiés par quelques spécialistes anglais. Elle offre ce grand avantage sur les diverses huiles populaires de ne pas rancir et de se dissoudre facilement dans l'eau (1).

Instillations médicamenteuses.

Toute instillation médicamenteuse doit être précédée d'une injection simple destinée à faciliter l'action du médicament sur les surfaces détergées.

S'il existe une perforation du tympan, coïncidant, ainsi que cela se voit si fréquemment, avec une affection de la caisse (suppuration, granulations, épaississement de la muqueuse, fongosités, carie ou nécrose

(1) V., au sujet de la glycérine, les différents travaux de Yearsley, Wakley, Turnbull, dans les journaux anglais et dans le *Bull. de Thérapeutique*.

du rocher, etc.), il faudra mettre à profit la perte de substance du tympan pour faire pénétrer le liquide médicamenteux dans la caisse et même dans la trompe. On y parvient aisément, en faisant exécuter au malade la méthode de Valsalva, en lui pratiquant la douche de Politzer ou même l'insufflation à l'aide du cathétérisme : par ces divers moyens, l'air étant violemment chassé de la trompe et de la caisse, le liquide instillé vient en prendre la place.

Un autre procédé, qui me paraît plus simple et d'une exécution plus facile, consiste à faire exécuter au malade une série de mouvements de déglutition, les narines étant fermées : il se produit ainsi un vide dans le pharynx qui fait baisser la pression dans la trompe et dans la caisse, où la pression extérieure pousse le liquide médicamenteux. Le malade ne tarde pas à accuser un goût dans la bouche en rapport avec la solution employée, ce qui indique que le résultat désiré est obtenu.

Inversement, si on ne désire pas faire pénétrer fort avant l'instillation, il faut recommander au malade d'éviter les mouvements de déglutition pendant toute la durée du bain médicamenteux.

Je n'ai eu qu'à me louer de l'emploi du procédé que je viens de décrire dans le traitement de quelques cas d'otorrhées rebelles avec perforation du tympan, lésions de la caisse et de la trompe.

a. Instillations désinfectantes.

Pour remédier à la fétidité des produits sécrétés dans l'oreille, fétidité parfois horrible et que les injections répétées et les soins de propreté les plus minutieux ne parviennent pas à corriger, on se servira avantageusement d'instillation d'eau de goudron, d'eau chlorée étendue de quatre à huit fois son poids d'eau, de liqueur de Labaraque, coupée avec trois quarts d'eau, d'eau iodée, d'une solution de permanganate de potasse, d'acide phénique au 500ᵉ ou au 1,000ᵉ.

b. Instillations astringentes.

Elles se font d'ordinaire avec les astringents usuels, végétaux ou minéraux.

Je donne sans hésiter la préférence aux astringents minéraux, en choisissant parmi ces derniers ceux qui ne forment pas au contact des tissus et des humeurs des précipités colorés dont l'influence est toujours fâcheuse.

De tous les astringents végétaux, le tannin est le plus recommandable.

Disons de suite que l'action de ces diverses substances diminue avec l'usage et qu'il faut en changer de temps en temps (Tröltsch).

On a vanté successivement le sulfate de zinc, le sulfate de cuivre, le perchlorure de fer, l'acétate de plomb, l'azotate d'argent, l'alun, l'acétate d'alumine, l'acétate de zinc, le chlorure de zinc, la pierredivine, etc., etc.

Le sulfate de zinc, l'acétate de plomb, le sulfate de cuivre, l'alun, me paraissent devoir être préférés à la dose de 25 centig., 50 centig., 1 gr., 1 gr. 50, et plus pour 50 à 100 gr. d'eau distillée ou de glycérine. — Troltsch cependant signale l'alun comme donnant lieu à la production de furoncles et il préconise l'acétate de zinc à dose moitié moindre que le sulfate, l'acétate d'alumine fraîchement préparé et le nitrate de plomb.

c. Instillations calmantes.

Outre les bains locaux d'eau tiède qui réussissent très-bien à calmer l'élément douleur dans les affections inflammatoires aiguës du conduit et de la membrane du tympan, je me suis servi avec avantage d'instillations avec une solution forte de sulfate d'atropine (5 à 10 centig. pour 10 gr. d'eau distillée). Une goutte toutes les deux heures; un petit tampon de ouate est placé dans la conque pour empêcher la sortie du liquide. Ce moyen est excellent dans les otalgies, les névralgies faciales et dentaires, et il est surtout d'un emploi plus commode que l'injection hypodermique, particulièrement chez les enfants.

Les décoctions de tête de pavot, le laudanum plus ou moins étendu d'eau, les solutions de morphine ont une efficacité bien moins manifeste.

d. Instillations d'éther et de chloroforme.

Je consacre un paragraphe spécial à l'emploi de l'éther et du chloroforme, en raison de la grande faveur dont ont joui les instillations de ces substances il y a quelques années. Je n'en veux point faire l'historique, tout le monde se souvient de la malheureuse institutrice qui crut avoir découvert un moyen radical et nouveau de guérir toutes les surdités. Le remède n'était malheureusement ni radical, ni nouveau, de plus il offrait de grands dangers. En effet, l'éther instillé dans le conduit auditif externe est très-irritant, vésicant même; la douleur produite est très-vive et son usage répété peut être, au bout de peu de temps, l'occasion d'otites très-graves.

Tout au plus cet agent pourrait-il servir de dissolvant à un tampon de cérumen et encore son emploi étant fort douloureux on devra toujours lui préférer l'eau tiède et la glycérine.

Ce que je viens de dire de l'éther est applicable *a fortiori* au chloroforme qui est encore plus irritant. (Pour plus de détails sur cette question, V. Triquet, *Leçons cliniques*, première partie, p. 195, et deuxième partie, p. 412. Voyez en outre : *Bull. de Thérap.*, t. LVIII, p. 352, 419, 413, 462, 463, et t. LXIII, p. 126, 268, 415, et le rapport de la commission chargée d'examiner la valeur des procédés de la demoiselle Cleret; commission composée de : Lélut, président, Berard, G. Ritt, Valade-Gabel, Rapet, Pillet, Behier, rapporteur.)

On a vanté les instillations d'éther dans la surdité congénitale, la surdité nerveuse, la surdité liée à un état rhumatismal, la surdi-mutité, etc.

On en a fait une véritable panacée. Son emploi est aujourd'hui généralement abandonné.

Les praticiens désireux d'y recourir feront bien de débuter par instiller de l'éther étendu d'une certaine quantité de glycérine, pour en atténuer les propriétés irritantes.

III. Des Fumigations.

Elles consistent à diriger dans le conduit auditif externe (à l'aide d'un entonnoir ou d'un cornet de carton), soit des vapeurs d'eau chaude simple ou chargée de principes médicamenteux, soit même les vapeurs de diverses substances volatiles.

Elles conviennent dans la plupart des cas où les instillations sont indiquées; cependant il faut les préférer à ces dernières dans les affections du tympan, aiguës ou chroniques, dans lesquelles le contact d'un liquide est difficilement supporté par cette membrane.

Il faut également y avoir recours dans les cas où, une parforation du tympan existant, on ne veut pas introduire des liquides dans l'oreille moyenne.

Il faut en surveiller la température pour éviter les brûlures du pavillon et du méat auditif.

Toute fumigation doit être suivie de l'application d'un tampon de ouate dans la conque pour éviter les refroidissements.

Dix minutes sont plus que suffisantes pour la durée d'une fumigation.

A en juger par le silence des spécialistes allemands au sujet de ce moyen thérapeutique, il faut croire qu'ils y attachent peu d'importance. — Troltsch n'en dit pas un mot.

Fumigations simples.

Elles se font avec de l'eau chaude.

Fumigations médicamenteuses.

Elles se font avec des décoctions émollientes ou narcotico-émollientes (guimauve, mauve, pavot, morelle noire). Des infusions aromatiques (mélisse, sureau, etc.) additionnées ou non d'acide acétique, d'acétate d'ammoniaque, d'alcool nitrique.

Triquet se vante beaucoup de l'usage de ces différentes fumigations.

J'y attache peu d'importance et suis porté à croire que ces préparations sont surtout destinées à agir sur l'imagination des gens du monde qui considéreraient les vapeurs d'eau chaude comme un remède insuffisant.

Les fumigations d'éther et de chloroforme pourraient offrir quelques avantages dans le traitement de certaines otalgies, de bourdonnements accompagnant une surdité nerveuse; elles se font en penchant l'oreille malade sur l'embouchure d'un flacon contenant le liquide volatil et tenu à la main dont la chaleur suffit à activer la vaporisation (1).

IV. Des Insufflations.

Dans une communication faite au mois d'avril dernier à l'Académie de médecine, un savant spécialiste de Paris, le docteur Bonnafont, a appelé de nouveau l'attention sur les insufflations de poudres médicamenteuses dans le conduit auditif externe (2). Ce pra-

(1) Quant aux fumigations résineuses, comme elles sont surtout employées dans le traitement des affections catarrhales de l'oreille moyenne, j'en parlerai dans la seconde partie de ce travail.

(2) *Union médicale*, 1867, n° de juillet, p. 79. — *Traité des maladies de l'oreille*, p. 256. — 1860.

ticien déclare avoir obtenu ainsi de grands succès dans le traitement de certaines otorrhées chez les enfants. D'après le même auteur, les médicaments portés dans le conduit auditif à l'état pulvérulent n'agissent absolument que sur les points lésés (ulcérations, granulations, pédicules de polypes après l'ablation, etc.), tandis que les solutions peuvent avoir une action fâcheuse sur les parties avoisinantes encore saines. Cette raison me paraît plus spécieuse que réelle, car les liquides que l'on instille sont trop faibles pour pouvoir exercer une irritation quelconque sur les parties saines, et en admettant même qu'on voulût localiser parfaitement la sphère d'action du médicament, il vaudrait mieux le porter directement à l'aide d'un pinceau sur le point malade.

Quoi qu'il en soit et sans y attacher l'importance que lui accorde l'auteur que j'ai cité, ce moyen peut rendre quelques services.

Une insufflation de poudre astringente est utile contre les granulations qui se produisent à la face externe du tympan, contre les ulcérations qui accompagnent certaines otorrhées chez des enfants ou trop jeunes ou trop insoumis pour supporter des instillations ou des applications directes.

Les poudres usitées sont celles d'alun, de nitrate d'argent, de sulfate de cuivre, de tannin, de calomel.

Toute insufflation doit être précédée autant que

possible d'une injection d'eau tiède destinée à bien mettre à nu les surfaces à modifier.

Les inflexions du conduit pouvant empêcher la pénétration du médicament dans la profondeur, il faut préalablement le redresser soit en tirant le pavillon en haut et en arrière, soit à l'aide du spéculum. C'est là un des inconvénients du procédé qui ne peut être confié qu'à des mains intelligentes et exercées.

La poudre chargée dans un tuyau de plume, dans un tube de verre, dans un insufflateur de Mathieu, ou simplement déposée à l'intérieur du spéculum quand on se sert de ce dernier, est chassée violemment en soufflant avec la bouche ou une poire en caoutchouc. Une partie pénètre dans le conduit, l'autre revient en arrière et peut entrer dans les yeux de l'opérateur s'il n'a pas soin de les fermer et de se tenir à bonne distance.

V. Des Cautérisations.

On a recours aux caustiques dans les cas de polypes peu volumineux, de granulations, d'ulcérations, de fongosités du conduit du tympan et de la caisse; ils sont également utiles pour hâter la cicatrisation de certaines perforations de la membrane du tambour et pour empêcher les répullulations des polypes après leur ablation.

Ils ont aussi des usages chirurgicaux que nous

étudierons plus loin (perforation du tympan, ouverture des abcès mastoïdiens, etc.).

Toute cautérisation doit être précédée d'une injection détersive.

L'usage du spéculum et du réflecteur est indispensable.

Les caustiques sont employés à l'état solide ou à l'état liquide.

Les plus usités sont : le nitrate d'argent pur ou mitigé, le chlorure de zinc, le sulfate de cuivre, la teinture d'iode. Le nitrate d'argent obtient en général la préférence. A l'état solide on l'emploie en petits crayons fixés dans un porte-caustique coudé (Troltsch) ou à l'extrémité d'un stylet ayant la même courbure et trempé préalablement dans le nitrate d'argent fondu.

Toynbee se servait de chlorure de zinc dont le grand avantage serait de n'atteindre que les surfaces dépourvues d'épithélium.

Les caustiques liquides s'appliquent à l'aide d'un pinceau.

Je n'insiste pas sur les indications relatives à l'usage de chacun de ces médicaments. Il suffit de savoir comment on les applique; au praticien de faire un choix en rapport avec le cas particulier.

VI. Émissions sanguines locales.

Les saignées locales se font à l'aide des sangsues, des ventouses et plus particulièrement de la ventouse Heurteloup, et dans quelques cas au moyen de la scarification du conduit auditif externe ou de mouchetures sur les veines saillantes du pavillon.

Voyons quelles sont d'après les auteurs les plus accrédités les règles qui président à l'emploi de ces divers moyens.

Disons d'abord d'une façon générale que les émissions sanguines locales sont très-utiles dans les affections aiguës franchement inflammatoires du conduit auditif externe, du tympan et de la caisse ; elles conviennent également dans les otites profondes (labyrinthiques) qu'on devine plutôt qu'on ne les diagnostique.

Il faut faire porter la saignée sur tel ou tel point suivant le siége qu'occupe l'inflammation. C'est là un fait d'expérience signalé par Triquet (1) et dont Troltsch donne la raison anatomique (2).

Dans les inflammations du conduit auditif et du tympan, il faut recourir aux sangsues et les appliquer non derrière le pavillon, sur les apophyses mastoïdes,

(1) *Traité des maladies de l'oreille*, p. 123.
(2) *Malad. de l'oreille*, trad. Sengel, p. 35.

comme on a l'habitude de le faire, mais bien en avant du tragus, ou à l'entrée du méat. On obtient ainsi le maximum d'effet avec une quantité moindre de sangsues ; cela s'explique quand on se rappelle que le conduit auditif et le tympan sont nourris par l'artère auriculaire profonde qui a son origine à l'ouverture de l'oreille et qui fournit au tragus et à la portion antérieure du conduit ; là se trouve également la veine principale de l'oreille externe (Troltsch). Dans les affections de la caisse et du labyrinthe l'émission sanguine se fera soit sur l'apophyse mastoïde, soit à l'orifice de la narine correspondant au côté affecté. L'usage des ventouses sera préféré dans les cas de lésions de l'oreille interne. (Triquet.)

Il est bien entendu que la quantité de sang soustraite sera proportionnée à l'intensité de l'inflammation qui en réclame l'emploi, ainsi qu'à l'âge et aux forces du sujet.

Les sangsues ne seront pas appliquées toutes ensemble, mais en fontaine, c'est-à-dire d'après la méthode de Gama, de façon à obtenir un écoulement continu pendant quelques heures (Triquet). — Il faut garnir l'entrée du conduit auditif d'un tampon de coton pour empêcher les sangsues et le sang de pénétrer dans l'intérieur de l'oreille externe. — L'écoulement une fois arrêté, il faut recouvrir les piqûres d'une couche de collodion ou de taffetas d'Angleterre.

Cette précaution est surtout utile quand il existe une otorrhée (Troltsch).

Les ventouses sèches ou scarifiées se placent derrière l'apophyse mastoïde ou à la nuque; je leur préfère de beaucoup la sangsue artificielle de M. Heurteloup, qui peut s'appliquer facilement dans les points d'élections, c'est-à-dire en avant du tragus et à la base du mastos. — On tirera un cylindre ou un cylindre et demi de sang, suivant l'effet à obtenir. — La petite plaie circulaire sera égalememt recouverte d'un enduit obturateur. — Il faut savoir insister longtemps sur l'emploi de ce dernier moyen dans les inflammations profondes de l'appareil auditif (Triquet). — Quant aux règles à suivre dans l'application de la ventouse Heurteloup, je ne puis mieux faire que de renvoyer le lecteur au travail du docteur Wecker (1).

Pour les scarifications du conduit auditif externe si utiles dans les otites phlegmoneuses et furonculeuses au début, comme elles agissent autant en débridant qu'en donnant lieu à une perte de sang, j'en traiterai en parlant des moyens chirurgicaux.

Je signale pour mémoire la compression de la carotide et celle de la mastoïdienne indiquée par Rayer et Triquet contre certains bourdonnements rebelles.

(1) *Bull. de Thérap.*, t. LXII, p. 107. — 1862.

VII. Des Révulsifs.

La plupart des spécialistes de nos jours sont d'accord pour repousser l'emploi des vésicatoires, des pommades irritantes, du séton, du cautère, du moxa, qui sont toujours d'une application douloureuse et d'une efficacité douteuse.

Cependant on y a quelquefois recours chez des sujets très-lymphatiques pour remédier à une otorrhée purulente chronique. On a vanté dans ces cas les vésicatoires à la nuque, derrière les oreilles, les frictions stibiées, l'huile de crotone, les cautères volants, les cautères à demeure, le séton à la nuque ou à la tempe ; je préfère à tous ces moyens les applications fréquemment renouvelées de teinture d'iode sur l'apophyse mastoïde.

Dans certains cas d'otite profonde donnant lieu à des accidents cérébraux (phlébite du sinus, abcès, etc.), le professeur Schutzenberger, de Strasbourg, applique des pointes de feu en quantité considérable et plusieurs fois par jour sur l'apophyse mastoïde du côté malade.

VIII. De l'Électricité.

On a beaucoup vanté l'emploi de l'électricité dans le traitement des surdités dites nerveuses ; à côté de quelques succès souvent incomplets sont venus se grouper de nombreux revers et parfois même des accidents; aussi la plupart des médecins auristes n'hésitent-ils pas à se prononcer contre l'usage de ce merveilleux agent.

N'ayant pas d'expérience personnelle sur ce sujet, je n'ai pu me créer une opinion que par la lecture des auteurs spéciaux et dois me borner à reproduire leur manière de voir.

Itard et Kramer se déclarent peu partisans du traitement électrique des cophoses.

Triquet croit cette pratique dangereuse; tel est aussi le sentiment de M. H. Valleroux.

M. Bonnafont dit qu'il faut être très-réservé dans son emploi, et ne le conseille que dans « les cas de « paralysie du nerf ou d'affaiblissement de la sensi- « bilité auditive, parvenue à un degré qui ne permet « pas de la ranimer par les moyens généralement em- « ployés (1). »

M. Philipeaux a proposé d'appliquer l'électrisation localisée au diagnostic des surdités curables (2). D'après le praticien lyonnais, « les surdités dans lesquel- « les on peut constater la douleur à la pointe de la « langue sous l'influence de l'électricité, peuvent être

(1) *Traité des mal. de l'oreille*, p. 123.
(2) *Bull. de Thérap.*, t. LIII, p. 456. — 1857.

« guéries ou notablement améliorées, tandis que les
« surdités dans lesquelles on ne peut constater ce phé-
« nomène sont incurables. »

Ces conclusions du docteur Philipeaux sont fort
exagérées ; l'expérience qui sert de base à ses asser-
tions prouve une fois de plus la communication qui
existe entre la corde du tympan et le nerf lingual et
rien de plus, la corde du tympan n'ayant aucun rapport avec le nerf auditif.

M. Duchenne (de Boulogne) a vanté l'électrisation
localisée dans le traitement des surdités hystériques,
de quelques surdités nerveuses, consécutives aux fièvres éruptives ou continues ; il cite même quelques
cas de quasi-guérison de surdi-mutité (1).

Moins affirmatif que M. Philipeaux, M. Duchenne ne
croit pas que l'électrisation localisée puisse servir à
pronostiquer l'incurabilité de la surdité. Pour lui, la
faradisation de la corde du tympan est peu de chose ;
ce sont les mouvements imprimés à la chaîne des
osselets, et partant les ondulations du liquide laby-
rinthique qui expliquent, dans les cas où elle réussit, l'action thérapeutique de l'électricité.

Je ne veux point décrire en détails les procédés usités pour électriser l'oreille ; il me suffira de dire qu'ils

(1) *Bull. de Thérap.*, t. LV, 1858, p. 105, 161, 297. — T. LX,
1861, p. 106.

2.

consistent en général à faire passer un courant d'induction très-faible, à travers l'oreille, soit en rem-
plissant d'eau le conduit auditif externe et en y plon-
geant un réophore en évitant de toucher le tympan et
la paroi du conduit, l'autre réophore étant appliqué
sur la peau, au voisinage du méat (Duchenne de Boulogne); soit en enfonçant une aiguille à acupuncture à
travers la partie antéro-inférieure du tympan jusque
sur le promontoire, et en faisant passer le courant par
cette aiguille et un cathéter introduit dans la trompe
(Magendie, Bonnafont).

Il faut, dit M. Duchenne, proportionner la puissance
du courant à la délicatesse de l'organe sur lequel on
agit : le minimum d'action de l'appareil doit être à
peine appréciable, lorsqu'on applique les excitateurs
métalliques sur l'extrémité de la langue (1).

En 1863, le docteur Katolinski a publié, dans le
n° 22 du *Journal de la physiologie*, des « recherches
« sur les phénomènes physiologiques dus à l'irrita-
« tion du nerf auditif par le courant galvalnique con-
« tinu, et sur l'emploi de ce courant comme moyen
« diagnostique dans les maladies de l'oreille. »

L'auteur établit que les courants continus agissent
tout autrement sur le nerf auditif que les courants
d'induction. — Ils produisent une sensation de son

(1) *Bull. de Thérap.*, loc. cit.

et un tintement métallique ; si ce phénomène manque, le nerf auditif est malade ; si au contraire on le constate, le nerf n'est pas atteint et il y a espoir de guérison sous l'influence du traitement électrique.

L'effet à obtenir a son maximum d'intensité dans l'oreille qui supporte le pôle négatif.

Il convient de commencer par des courants faibles (cinq éléments). On peut aller jusqu'à trente éléments, mais alors le courant produit des nausées et des vertiges.

M. Katolinski cite à l'appui de son opinion un grand nombre d'expériences sur des personnes à ouïe normale et sur des sourds. Il aurait obtenu trois fois la guérison dans des cas de surdité nerveuse (1).

(1) *Bull. de Thérap.*, t. LXV, 1863, p. 558.

MOYENS CHIRURGICAUX

I. Incisions et scarifications du conduit auditif externe.

Elles se font à l'aide d'un petit bistouri mousse, d'un ténotome ou mieux d'un scarificateur des paupières. Elles agissent de deux manières : en débridant et en donnant lieu à un écoulement de sang.

On doit les faire suivre d'injections d'eau tiède pratiquées avec ménagement et qui ont pour objet de faciliter l'écoulement du sang et d'en empêcher la coagulation dans le fond du conduit. Triquet conseille de s'opposer à l'accumulation du sang en enfonçant préalablement à l'opération un tampon de coton jusqu'à la membrane du tympan ; mais c'est là une manœuvre horriblement douloureuse et le plus souvent impraticable, la lumière du conduit étant à peu près effacée par le gonflement inflammatoire.

Dans les cas d'otite furonculeuse, il faut faire suivre l'incision de l'évacuation du bourbillon à l'aide de pressions exercées avec la curette de Daviel.

Il est bien entendu que le nombre et la profondeur des incisions varient suivant chaque cas particulier. On peut dire d'une manière générale qu'elles sont

utiles dans toutes les otites phlegmoneuses et furonculeuses, et préférables aux sangsues.

II. Extraction des corps étrangers.

Je né veux pas énumérer et classer tous les corps
étrangers susceptibles de se rencontrer dans l'oreille
externe ; il me suffira de faire connaître les principes
qui doivent guider le médecin dans leur extraction,
principes trop souvent méconnus.

La quantité d'instruments inventés, pour extraire
les corps étrangers du conduit auriculaire, est in-
nombrable et le plus sage conseil qu'on puisse donner
est de n'y avoir recours que le plus rarement possible ; leur emploi a causé plus de désastres qu'il n'a
rendu de services : grâce à eux le corps du délit est
enfoncé plus avant, les parois du conduit violentées
par les instruments s'enflamment, le tympan se per-
fore, la caisse est mutilée, l'extraction rendue de
plus en plus difficile doit être abandonnée et la vie
du malade est mise en danger.

Il faut donc être très-résrevé et très-prudent quand
un cas pareil se présente ; quelques injections d'eau
tiède légèrement savonneuse, poussées avec énergie,
suffisent le plus souvent pour débarrasser l'oreille :
l'eau s'accumule derrière le corps à extraire, le met à
flot et le pousse peu à peu vers le méat d'où il est

facile de l'enlever avec une pince ou un levier (Troltsch). La position donnée à la tête du patient peut aider singulièrement à la sortie du corps étranger, elle doit être en rapport avec la place qu'il occupe dans le conduit. Le décubitus latéral, l'oreille étant dirigée en bas, convient le plus souvent ; si le corps est engagé entre le tympan et la paroi antéro-inférieure du conduit, c'est le décubitus dorsal, la tête renversée en arrière, qu'il faut préférer (Troltsch).

Avant de faire aucune tentative, quelque douce qu'elle soit, il faut combattre les symptômes inflammatoires s'ils existent.

Quand les procédés de douceur échouent, et qu'en raison des accidents le médecin se voit forcé d'intervenir plus activement, il peut recourir à l'emploi des instruments et même au décollement du conduit auditif par la méthode de Troltsch. Cette opération consiste à séparer le conduit de la portion écailleuse du temporal par la partie supérieure ; cette incision permet de pénétrer jusqu'à la membrane du tympan (surtout chez les enfants), en introduisant par la plaie un levier coudé.

Les insectes vivants sont tués sur place par une instillation d'eau, de glycérine, une fumigation de chloroforme, etc., puis expulsés par une injection.

Dans quelques cas particuliers, l'extraction des objets en fer pourra être tentée à l'aide de l'aimant.

Si le corps offre une forme assez régulière et qu'il ne soit point enfoncé trop avant, on tentera d'y faire adhérer, à l'aide d'une solution de gutta-percha dans le chloroforme, ou de collodion, une tige rigide, un pinceau, un tube à drainage non perforé latéralement ; l'adhérence une fois obtenue (en quelques minutes) on exerce des tractions sur la tige rigide, sur le pinceau ou sur le tube, en ayant soin de faire le vide dans ce dernier par une forte aspiration (j'ai pu par ce moyen soulever, avec un tube de 4 millimètres de diamètre, un poids de 15 grammes, ce qui représente une force de traction assez considérable).

III. Dilatation du conduit auditif externe.

On l'emploie pour remédier aux rétrécissements congénitaux ou acquis ; les premiers sont rares et justiciables des mêmes procédés que nous allons décrire pour les seconds. Tous deux offrent cela de commun qu'ils ont une invincible tendance à se reproduire.

Les rétrécissements dus à une hypertrophie de la peau et des éléments sous-cutanés du conduit sont d'ordinaire consécutifs à une otite externe chronique ; ils existent avec ou sans écoulement, distinction importante à faire pour le choix du traitement. Quant aux rétrécissements osseux latéraux ou concentriques, ils sont rares, et la dilatation n'y peut rien ou peu de chose ; les soins minutieux de propreté suffisent à maintenir libre ce qui reste du conduit. Je dois dire cependant que le docteur Bonnafont (1) cite trois cas de guérison de rétrécissement osseux obtenus à l'aide des bougies graduées. Existe-t-il un rétrécissement avec écoulement, éviter l'usage des corps dilatants ordinaires et leur préférer les petits tubes en gomme gradués (Bonnafont). On évite ainsi l'accumulation du côté de la caisse des matières sécrétées et les accidents qui peuvent en résulter. — Appliquer simultanément le traitement des otorrhées.

Si au contraire il n'y a pas d'écoulement, on pourra recourir à l'éponge préparée, à la laminaire, etc.; on les enduira de glycérine, pour en faciliter l'introduction. En outre, cette substance attirant l'humidité de l'air, grâce à ses propriétés hygroscopiques, suppléera au défaut de sécrétion, pour faire gonfler le corps dilatant.

IV. Térébration de l'apophyse mastoïde.

La térébration de l'apophyse mastoïde a été imaginée au siècle dernier pour remédier à certaines formes de surdité.

Il est de règle aujourd'hui de ne la pratiquer que pour donner issue au pus accumulé dans l'intérieur des cellules de cette apophyse.

(1) *Bull. de Thérap.*, t. LXV, p. 384. — 1863.

Il ne faut pas hésiter à y recourir quand il existe des symptômes d'otite purulente moyenne avec œdème de la région mastoïdienne, rougeur, douleur, fluctuation et crépitation parcheminée (quand la lamelle compacte est amincie).

Les abcès mastoïdiens donnent souvent lieu à des abcès sous-périostiques ; il ne faut pas alors se borner à ouvrir la collection superficielle; l'incision faite, on recherche le pertuis qui fait communiquer le foyer avec les cellules mastoïdiennes : c'est là qu'on doit porter la gouge et le maillet, et enlever toutes les parties osseuses malades.

Des injections détersives seront poussées plusieurs fois par jour dans le foyer. — La guérison est souvent d'une remarquable promptitude (Verneuil).

Comme l'apophyse mastoïde est d'autant moins développée qu'on est moins avancé en âge, on apportera la plus grande attention quand il s'agira de pratiquer cette opération sur des individus encore jeunes (1).

V. De la Perforation du tympan.

Cette opération se pratique soit en faisant une simple incision dans la membrane, soit en y produisant une perte de substance.

(1) C'est surtout dans ces cas qu'il faut préférer les caustiques à l'instrument tranchant pour ouvrir les cavités mastoïdiennes.

On y a recours pour remédier à certaines formes de surdité encore mal définies et qui semblent tenir à l'obstruction complète des trompes, à l'épaississement de la membrane du tambour et au défaut de transmission des ondes sonores dans la caisse et au labyrinthe.

On la pratique également pour donner issue aux matières accumulées dans la caisse et dont l'écoulement par la trompe est ou insuffisant ou impossible; dans ce cas l'indication est formelle et à défaut du chirurgien la nature intervient pour rompre la membrane et faire cesser ainsi les accidents qu'entraîne la réplétion de l'oreille moyenne. Mais il ne faut pas attendre cette intervention de la nature et en voici la raison : au moment où la rupture spontanée du tympan se produit, les désordres causés par la maladie sont déjà irréparables et la fonction de l'organe est fortement compromise; en outre les perforations pathologiques sont aussi difficiles à guérir que celles pratiquées par la main du chirurgien sont difficiles à maintenir béantes.

Une aiguille à cataracte ordinaire suffit pour ponctionner ces abcès de la caisse.

Le lieu d'élection serait à la partie antéro-inférieure de la membrane du tympan; mais, comme la partie postéro-inférieure est plus facilement accessible à la vue et aux instruments, c'est sur ce point qu'on agit; l'aiguille ne doit pas être enfoncée au delà de deux millimètres et demi sous peine de léser la paroi interne de la caisse; on peut pour plus de sûreté garnir l'instrument d'un petit renflement métallique ou d'une boulette de cire et en limiter ainsi le degré de pénétration.

La plaie guérit rapidement et il faut parfois recourir de nouveau au même moyen quand l'accumulation de liquide se reproduit. L'opération est un peu douloureuse; on la fera suivre d'une injection d'eau tiède poussée très-doucement pour délayer le pus ou le mucus et en faciliter la sortie. Une simple incision linéaire ne suffisant pas, on pourra obtenir une plaie plus large en faisant dans le tympan un petit lambeau triangulaire, à base marginale de deux millimètres environ; la pointe du lambeau se recoquevillant, l'écoulement des liquides se fait mieux et la cicatrisation est moins prompte.

Quant à la perforation du tympan destinée à remédier à la surdité et non à évacuer un liquide quelconque accumulé dans la caisse, c'est une opération encore peu en honneur en France, ce qui se conçoit aisément, en songeant combien ses indications sont encore peu précises et ses résultats incertains. La condition essentielle du succès c'est que la sensibilité acoustique ne soit pas totalement abolie.

Nous avons dit déjà que les plaies du tympan faites

chirurgicalement guérissaient avec une promptitude désespérante; on a cherché à retarder autant que possible cette cicatrisation en produisant une perte de substance. Divers instruments emporte-pièces ont été imaginés dans ce but, il y en a de Himly, de Deleau, de Fabrizzi, de Gairal, de Bonnafont; toutes les tentatives sont restées infructueuses. Quelques médecins ont eu recours aux caustiques; ils sont d'une application difficile et ne donnent pas de meilleurs résultats.

Richerand, Ménière perforaient le tympan avec un crayon de nitrate d'argent très-effilé.

M. Bonnafont conseille le caustique de Vienne porté sur la membrane à l'aide d'une petite cupule : l'eschare ainsi produite tombe en vingt-quatre heures et l'ouverture persiste un certain temps. Ce même auteur a cherché à maintenir la perforation en y plaçant une petite canule d'argent disposée en bouton de chemise (1).

Troltsch propose de faire un lambeau triangulaire dans le tympan et de chercher à le fixer dans la caisse ou dans le conduit en le pressant longtemps contre une partie préalablement irritée; les perforations persistantes qui résistent à tous les moyens de traitement se sont souvent, paraît-il, formées de cette façon (2).

(1) *Traité des mal. de l'oreille.* — 1860.
(2) *Mal. de l'oreille*, trad. Sengel, p. 91.

La perforation faite, on contrariera les effets réparateurs de la nature en ordonnant au malade de répéter plusieurs fois par jour le procédé de Valsalva, ou en lui administrant la douche atmosphérique de Politzer (dans les cas où il n'y a pas obstruction des trompes).

Si le succès couronne une première tentative et que la plaie vienne à se fermer, on pourra sans danger recourir de nouveau au même moyen. Le docteur Bonnafont l'a répété vingt-cinq fois sur le même malade sans avoir jamais eu à déplorer le moindre accident (1).

VI. Traitement des Polypes.

Il y a deux manières de traiter les polypes de l'oreille : la cautérisation et l'ablation.

La cautérisation n'a donné le plus souvent que des résultats incomplets ; elle ne convient en réalité qu'après l'ablation pour détruire l'insertion des polypes et en empêcher la repullulation; elle est encore applicable aux polypes peu volumineux, sessiles, et qu'il serait difficile d'enlever par d'autres moyens.

Les caustiques usités sont le nitrate d'argent, le chlorure de zinc à l'état de pâte de Canquoin ou en solution (1 à 4 gr. pour 10 aq).

(1) *Loc. cit.*, p. 375.

On a vanté les injections, les instillations, les insufflations astringentes, les applications de teinture d'iode. — Ces divers moyens peuvent suffire contre les granulations qui accompagnent quelques otorrhées, mais sont généralement insuffisants contre les polypes proprement dits.

L'ablation des polypes se fait par écrasement, par arrachement, par excision et par ligature.

L'écrasement ou broiement convient pour les polypes peu consistants; on le pratique avec des pinces à pansement ou des pinces à polypes. On fait suivre l'opération d'injections détersives et d'instillations astringentes; les débris du polype se momifient et tombent; on cautérise le pédicule. Je dois dire que ce procédé est rarement applicable et qu'il faut le plus souvent employer simultanément l'arrachement en préférant la torsion à l'arrachement direct. Praticable quand le polype s'insère sur les parois du conduit, l'arrachement offre de grands inconvénients quand par hasard il s'insère sur le tympan ou dans la caisse, on risque alors de produire de grands délabrements, surtout si, négligeant l'arrachement par torsion, on se sert du procédé de Ménière qui faisait en quelque sorte sauter le polype avec une curette dont il se servait comme d'un levier.

Il faut donc, avant que d'adopter tel ou tel procédé opératoire, s'assurer du point d'implantation du polype, ce qui se fait à l'aide d'un stylet boutonné ; on obtient également ainsi des renseignements sur la largeur du pédicule. Si le polype paraît s'insérer au tympan ou dans la caisse, c'est la ligature ou l'excision qu'on doit appliquer.

L'excision n'est pas toujours chose facile à faire et je donne sans hésiter la préférence à la ligature, pratiquée à l'aide d'un serre-nœud ou écraseur linéaire dont les dimensions sont appropriées à celles du conduit auditif.

Le plus recommandable des écraseurs est celui de Wilde, imaginé il y a déjà longues années et qui a dû inspirer plus d'un inventeur de nos jours ; en effet la plupart des écraseurs actuels ne sont que des modifications de celui de Wilde plus ou moins défiguré et qui leur sera toujours supérieur par la modicité de son prix, sa construction simple et son maniement facile.

L'écraseur de Wilde se compose d'une tige métallique coudée à angle obtus, à peu près en son milieu ; à l'une des extrémités, celle qui doit être en main, se trouve un anneau dans lequel on engage le pouce ; une traverse glisse à frottement doux sur cette portion de la tige. Au niveau du coude et de l'extrémité qui doit être introduite dans l'oreille, se trouve un petit renflement percé de deux trous. On prend un fil métallique mince (fer ou argent), qui forme une anse dont chaque branche, après avoir passé dans les trous des deux renflements, vient s'enrouler sur la traverse. On donne à l'anse le degré d'ouverture nécessaire et l'inclinaison la plus favorable; le polype est engagé dans l'anse aussi avant que possible; on tire alors fortement en bas la traverse avec l'index et le medius; le polype est coupé et ramené avec l'instrument.

On renouvelle l'opération autant de fois qu'il y a de polypes; elle est d'ailleurs peu douloureuse et l'hémorrhagie qui suit est sans importance et facile à arrêter.

VII. Pansement des plaies du Tympan et des lésions du conduit.

Le tympan peut se rompre de deux manières, de dehors en dedans ou de dedans en dehors.

Les ruptures de dehors en dedans sont le résultat de la condensation brusque et violente de l'air dans le conduit auditif externe (déflagration d'une arme à feu, soufflet sur l'oreille, chute dans l'eau), ou de l'introduction intempestive d'un corps vulnérant quelconque (cure-oreille, aiguille à tricoter, cure-dent). Je ne parle pas des perforations produites par la main du chirurgien dans un but thérapeutique.

Les ruptures qui se font de dedans en dehors résultent d'un refoulement violent de gaz dans la caisse, soit spontanément, comme cela a lieu dans la coqueluche, dans un vomissement, un éternuement, un mouchement, soit par le fait du médecin qui pratique avec trop d'énergie le procédé de Politzer ou les insufflations par le cathétérisme.

La rupture existe, et, quel que soit le mécanisme suivant lequel elle a eu lieu, il est indiqué de la panser pour éviter les accidents consécutifs ; à cet effet, on ferme la plaie et on empêche le tympan de vibrer.

Si la rupture est simplement linéaire, une boulette de coton sec, ou imprégné de glycérine pure, sera portée avec ménagement jusqu'au contact de la membrane et laissée en place quelques jours.

Si la rupture est plus étendue, triangulaire, stellaire, avant que d'appliquer la boulette de coton, on commencera par fermer la plaie avec un petit fragment de baudruche, imbibé de collodion élastique et appliqué à l'aide d'un pinceau ; un badigeonnage au baume du Pérou remplit le même office (Triquet).

Si la cicatrisation tarde à se faire, on touchera tous les jours les bords de la rupture avec de la teinture de Myrrhe ou d'aloès (Triquet).

Le malade évitera l'impression du froid ; il évitera surtout de se moucher, de tousser, d'éternuer.

Quant aux plaies et déchirures du conduit auditif, on les pansera tous les jours à la glycérine pure ou contenant un dixième de tannin qu'on applique avec un pinceau, ou mieux en introduisant jusqu'au point lésé un tampon de coton cardé, humecté de cette substance.

Pour maintenir un fragment de caustique sur une granulation ou à la base d'un polype (ce qui, du reste, se fait rarement), on emploie un petit tampon de ouate ou mieux de laine (cette dernière est plus élastique), placé de telle façon que le caustique ne puisse ni gagner le tympan, ni tomber au dehors.

Le coton peut être employé avantageusement comme moyen de pansement dans le traitement de certaines otorrhées; le docteur Yearsley, qui préconise cette méthode, dit s'en être très-bien trouvé. Le petit tampon de ouate doit être placé plus particulièrement au niveau du point qui paraît être malade (ulcération, granulation), ce dont on s'assure à l'aide du spéculum et du réflecteur. Cette application a pour but d'isoler les parties malades et de les soustraire au contact des matières sécrétées. Il faut commencer par bien déterger l'oreille, la sécher, puis introduire le tampon mouillé (Yearsley) ou imprégné de glycérine; on place ainsi une série de boulettes de ouate jusqu'à remplir complétement le conduit. Le pansement est renouvelé toutes les vingt-quatre heures; le malade doit éviter les mouvements de la mâchoire inférieure qui, comme on le sait, influent sur la forme du conduit et pourraient déplacer le pansement (1).

Le docteur Yearsley évite à tort, selon nous, l'usage des astringents ; car, en imprégnant le coton d'une solution astringente appropriée, on joindrait un effet médicamenteux aux effets purement mécaniques du tamponnement.

M. Bonnafont rejette complétement l'emploi du procédé du docteur Yearsley (2) ; c'est cependant un moyen très-efficace contre les ulcérations du conduit auditif externe, et le médecin anglais fait pour l'oreille ce que l'on fait journellement pour d'autres conduits naturels (vagin, rectum), c'est-à-dire qu'il cherche simplement à isoler les parties malades et à les soustraire au contact de la suppuration.

(1) Yearsley, *Mal. de l'oreille* ; 1863. — *Bull. de thérap.*, t. XLVIII, p. 560. — 1855.

(2) *Traité des mal. de l'oreille*, p. 200, 1860, et *Union médicale*, p. 32 ; juillet 1867. — E. Ménière, *Thèse de Paris*, p. 89 ; 1868.

MOYENS PROTHÉTIQUES

La prothèse auriculaire est une des parties de l'otiatrique les plus intéressantes à étudier ; les efforts ingénieux tentés dans ces dernières années par des spécialistes célèbres, par des physiciens distingués, en vue de remédier à l'aide d'appareils à diverses lésions de l'organe de l'ouïe, ont donné des résultats assez beaux pour qu'on soit autorisé à poursuivre leurs recherches.

Je classe les appareils de prothèse auriculaire sous trois chefs principaux :

1° Les tubes dilatants ;

2° Les tympans artificiels;

3° Les appareils acoustiques.

I. Les Tubes dilatants.

Ménière a décrit une déformation du conduit auditif survenant surtout chez les vieillards, caractérisée par l'effacement du méat qui tend à prendre la forme d'une fissure, et qui paraît être le résultat d'un changement de forme dans les mâchoires, de l'usure des dents, du mouvement de bascule du menton (1).

(1) M. Lévy, *Traité d'hygiène*, t. II, p. 292. — 1862.

Cette déformation est la source d'une certaine forme de surdité, d'abord parce qu'elle constitue un empêchement à l'entrée des ondes sonores qui doivent aller frapper le tympan, et aussi parce qu'elle s'oppose à l'issue du cérumen qui s'accumule en se mêlant aux débris épidermiques et autres et forme un bouchon qui aggrave encore la surdité.

Des soins minutieux de propreté, le remplacement des dents absentes (pour abaisser le menton et rendre au pavillon sa direction normale), peuvent bien améliorer l'audition, mais non la rétablir dans son intégrité. Quant aux cornets acoustiques, ils sont en pareil cas de peu d'utilité (Ménière).

La cause de la surdité étant connue, il est facile d'y porter remède. Ménière dit s'être bien trouvé de l'usage d'un petit tube en ivoire de forme légèrement cylindro-conique, d'un volume approprié à la dilatabilité du méat, et dont l'extrémité externe, évasée en pavillon, s'applique dans la conque et l'empêche de s'enfoncer trop avant.

Le tube, monté sur un mandrin destiné à en faciliter l'application, est introduit graissé (Ménière), ou mieux enduit de glycérine. — Ce petit instrument est au début très-gênant pour le malade, aussi doit-on procéder avec lenteur et habituer peu à peu, par des séances successives et de plus en plus longues, le conduit auditif à supporter le contact de ce corps étranger.

L'invention de cet instrument appartient, dit Ménière, à un horloger de Bordeaux qui se fit un grand
renom et une grande fortune en appliquant ce moyen,
qui lui avait réussi, au traitement de toutes les surdités, indistinctement (1).

A l'histoire des tubes dilatants se rattache celle des
appareils de Gateau et Deau : ils consistent en une
conque métallique moulée sur l'oreille du malade,
garnie d'un tube qui pénètre dans le méat. Ménière
fait une juste critique de cet instrument qui n'agit
que par son appendice tubulaire en dilatant la portion
cartilagineuse du conduit et qui ne vaut pas à beaucoup près la main disposée en pavillon et placée derrière l'oreille, dans les cas où le méat est normal.

II. Des Tympans artificiels et des divers moyens proposés pour remédier aux perforations du Tympan.

La première idée d'obvier à l'absence ou à la perforation du tympan remonte, paraît-il, à 1640 et tout
l'honneur en revient à Marcus Banzer qui, dans une
dissertation sur les maladies de l'audition, proposa un
tympan artificiel fait d'un tube en ongle d'élan garni
à l'une de ses extrémités d'un fragment de vessie de
porc (2). Vint ensuite Leschevin qui crut à l'utilité de
de cette forme de prothèse, mais qui ne l'appliqua

(1) *Bull. de thérap.*, t. LIX, p. 45. — 1860.
(2) Troltsch, *loc. cit.*, p. 92.

jamais. — En 1815, Autenrieth décrit un tympan artificiel que Linkc dit avoir employé avec succès sur
quelques malades (Troltsch).

Itard bouchait la perforation du tympan avec une
boulette de coton et l'ouïe était parfois améliorée.
— Ces divers moyens, y compris celui de Deleau,
qui ajoutait à la boulette de coton la partie cen-
trale d'un oignon (?), furent successivement aban-
donnés.

En 1848, le docteur J. Yearsley (1) publie les succès
qu'il obtient dans les cas de perforation du tympan en
appliquant une boulette de ouate humide sur les débris de la membrane. L'idée lui en fut, dit-il, suggéreé
par un Américain de New-Yorck porteur d'une perforation étendue des deux tympans et qui améliorait
singulièrement l'ouïe de son oreille gauche en appliquant, dans le fond du conduit auditif externe, un
morceau de papier mouillé de salive. — L'effet était
immédiat et durait plusieurs jours.

En 1849, Erhard fit usage du même procédé (2).

Chaque spécialiste modifia à sa façon le moyen
indiqué par Yearsley; on reconnut bientôt que, pour
obtenir de la boulette de coton tout l'effet désirable,
il la fallait maintenir dans un constant état d'humi-

(1) *The Lancet.* — Juillet 1848.
(2) Lemardelay, *Cons. sur la memb. du tympan et ses perf.*
— *Thèse de Strasbourg.* — 1867.

dité. — Dans ce but, le docteur Turnbull (1) et le docteur Wakley (2) mirent à profit les propriétés hygroscopiques bien connues del a glycérine pour en imprégner le coton (Turnbull) ou la laine (Wakley) dont ils se servaient.

En 1853, Toynbee fit pour la première fois construire un tympan artificiel qui, prôné par son inventeur, fut bientôt entre les mains d'un grand nombre de sourds.

L'instrument de Toynbee se composait d'une lame de caoutchouc vulcanisé, très-mince, offrant un diamètre en rapport avec la surface tympanale ; au centre était fixé, à l'aide de deux rivés, un fil d'argent terminé à son extrémité externe par un anneau destiné à faciliter la manœuvre du tympan artificiel.

Ce petit appareil offre le grand inconvénient de produire un bruit désagréable dans l'oreille, pendant les mouvements de mastication, ce qui doit être attribué au frottement exercé sur la paroi du conduit par le support métallique ; en outre la plaque en caoutchouc peut se détacher de la tige et tomber dans l'oreille moyenne. — L'auteur à qui j'emprunte ces détails rapporte qu'il eut un jour l'occasion d'extraire de l'oreille d'une dame cinq de ces plaques tympanales (3).

(1) *London Med. Gaz.* — 1849.
(2) *The Lancet.* — Juin 1849.
(3) Troltsch, *loc. cit.*, p. 94.

Aug. Lucæ imagina, pour obvier aux bourdonnements causés par la tige métallique du tympan de
Toynbee, de lui substituer un tube en caoutchouc
large de 2 millimètres et d'une longueur proportionnée à celle du conduit, qu'il fixa à la plaque
vibrante à l'aide d'une solution de caoutchouc.

Il est facile de construire extemporanément un
tympan artificiel en fixant, à l'aide d'une dissolution
de gutta-percha dans le chloroforme, sur un tube
à drainage long de 3 à 4 centimètres, de 5 millimètres de diamètre et légèrement taillé en bizeau, des
fragments de baudruche dont on superpose un nombre
suffisant. L'application en sera faite d'après le procédé
employé par Lucæ, c'est-à-dire avec un mandrin
introduit dans le tube et destiné à lui donner la rigidité nécessaire.

Triquet (1) s'est servi quelquefois d'un tympan artificiel fabriqué par Luër et composé d'un petit tube d'argent, long de 2 centimètres, évasé à l'extrémité externe et fermé de ce côté par un morceau de
baudruche humecté; l'appareil était placé dans le
méat auditif. Un fil, fixé à l'instrument et qui devait
servir à le retirer facilement, était caché dans la rai-
nure de l'hélix (2).

(1) *Traité des mal. de l'oreille*, p. 200. — 1857.
(2) E. Ménière, *Thèse de Paris*, p. 89. — 1863.

Politzer conseille pour la pratique des pauvres un instrument très-simple composé d'une bandelette de caoutchouc longue de 10 à 12 millimètres et épaisse de 2 à 4 millimètres, qui est fixée à un fil de fer ordinaire (1).

Indications et contre-indications à l'emploi du Tympan artificiel.

On peut dire d'une façon générale que toute perforation du tympan sans perte totale des osselets, non accompagnée de sécrétions muqueuses ou muco-purulentes trop abondantes, est une indication à l'emploi des tympans artificiels.

Ils peuvent cependant convenir dans quelques cas, où la membrane est intacte.

J. Hinton (2) formule comme il suit, et d'après Toynbee, les règles qui doivent guider le médecin, désireux d'employer avec quelques chances de succès les tympans artificiels; ils sont applicables quand il y a :

1° Disconnexion de l'étrier et du marteau, le tympan étant entier, mais le ligament du tympan ou la membrane muqueuse étant relâchés;

(1) Troltsch, *loc. cit.*, p. 95.
(3) Toynbee, *The Diseases of the ear With a supplement by J. Hinton.* London. H. K. Lewis. — 1868.

2° Absence complète ou partielle de la longue branche du marteau, le tympan étant intact ;

3° Disconnexion de l'étrier et du marteau, le tympan étant perforé, et le ligament tenseur ou la membrane muqueuse étant relâchés ;

4° Perte partielle ou complète de la longue branche du marteau, le tympan étant perforé et le ligament de l'étrier relâché.

Le diagnostic de ces diverses lésions me paraît fort difficile à faire dans bien des circonstances ; le signe caractéristique serait pour Hinton l'incapacité pour le malade d'entendre dans l'acte de l'attention. Quant au relâchement du tympan, il est facile de le voir à l'œil nu (1).

Il est impossible de répondre d'avance du résultat qu'ils fourniront ; ce n'est qu'après de nombreux tâtonnements qu'on arrive à les placer d'une façon profitable au malade ; leur application, parfois infructueuse, donne aussi parfois de merveilleux succès.

Ils sont formellement contre-indiqués quand il y a inflammation aiguë ou suppuration abondante de la caisse et du conduit (ils agiraient alors en s'opposant à l'écoulement des produits morbides, et, loin d'être une source d'amélioration, ils deviendraient une cause de dangers), quand tous les osselets manquent, et particulièrement quand il y a absence de l'étrier ; cepen-

(1) E. Ménière, *loc. cit.*, p. 82.

dant Politzer a proposé de suppléer à l'absence de cet osselet en ajoutant au tympan artificiel un étrier pris sur le cadavre et qui serait destiné à exercer une certaine pression sur la fenêtre ovale (1).

Quand on se propose d'appliquer chez un malade le tympan artificiel, il faut être très-réservé sur le pronostic et ne rien promettre ; il ne faut pas désespérer si l'on échoue dans les premières applications, car ce n'est souvent qu'après des essais multipliés que l'on arrive à placer l'instrument d'une façon favorable. Les séances au début seront de courte durée, et le patient, en prenant peu à peu l'habitude, finira par acquérir une grande tolérance et par garder l'appareil jour et nuit.

Il est important que le malade apprenne à appliquer lui-même ce tympan artificiel, car il lui faudra de temps à autre pratiquer un nettoyage complet de la caisse et du conduit.

Les tympans artificiels sont encore peu connus, ou du moins peu usités en France ; ils sont au contraire d'un usage très-populaire en Allemagne et en Angleterre.

Nul ne peut mettre en doute aujourd'hui leur utilité, et s'ils ne réussissent pas toujours dans les cas où leur emploi semble le mieux indiqué, au moins ont-ils

(1) Troltsch, *loc. cit.*, d'après Moos.

fourni un assez fort contingent de succès, pour engager à les essayer avec confiance.

Je pense que Triquet, qui dans son traité dit s'en être bien trouvé, chez une de ses malades (1), s'est trop hâté de juger la valeur de ce moyen, quand, plus tard (2), il est venu déclarer que l'inutilité de ces appareils était leur moindre défaut. (Il faut se rappeler que Triquet employait les tympans de Luër, et qu'il les plaçait non contre la membrane du tympan, mais à l'entrée du conduit auditif externe; cela explique en partie ses insuccès.) (3).

Moos (4) a d'ailleurs fourni un argument sans réplique, en faveur des services rendus par les tympans artificiels, en rappelant que Weiss, fabricant anglais, n'en a pas vendu moins de 17,900 en l'espace de quelques années. Ce même auteur (5) rapporte deux très-beaux succès obtenus à l'aide de ces appareils.

Troltsch (6) se loue de leur emploi et recommande le modèle adopté par Aug. Lucæ.

(1) *Traité des mal. de l'oreille*, p. 200. — 1857.
(2) *Clinique des mal. de l'oreille*, p. 173 ; 1866. — *Gaz. des Hôp.* — 1865.
(3) E. Ménière, *Thèses de Paris*, p. 80. — 1868.
(4) *Arch. de Méd.*, Revue critique (Simon Duplay), t. I, p. 467. — 1867.
(5) *Arch. de Méd.*, loc. cit.
(6) *Loc. cit.*, p. 94.

Déjà en 1855, le docteur Westropp (1) proclamait les bons effets qu'il obtenait avec son tympan artificiel qu'il appliquait de la façon suivante : Il façonnait en bois dur le modèle du conduit auditif externe, et après l'avoir huilé il le recouvrait de plusieurs couches d'une solution de gutta-percha dans le chloroforme. Il avait ainsi un tube fermé à un bout et représentant exactement la forme du conduit, incapable d'irriter, de texture éminemment vibratile et reproduisant, avec toute la perfection voulue, la capacité, la direction, la longueur du conduit et la membrane tympanique (2).

Procédé du docteur Yearsley.

En dépit des perfectionnements divers apportés successivement à la fabrication des tympans artificiels, le docteur Yearsley et quelques autres praticiens anglais sont restés fidèles à l'usage de la boulette de coton pour obvier aux lésions tympanales réclamant l'emploi des appareils prothétiques.

Le docteur Yearsley, inventeur de la méthode, s'est attaché, avec un peu trop de minutie peut-être, à établir les conditions dans lesquelles le tampon de ouate peut faire l'office de tympan. Il rejette les

(1) *Medical Times and gaz.* — 1855.
(2) *Bull. de thérap.*, t. L, p. 187. — 1856.

tympans de Toynbee et pense que le coton transmet mieux les ondes sonores. C'est, dit-il, un moyen sûr et facile, ne causant pas d'irritation et qui, de plus, est « très-confortable, » il est indiqué quand il y a disconnexion des osselets, perforation du tympan avec ou sans otorrhée. Ce procédé aurait le grand avantage de guérir les écoulements d'oreilles, quand ils existent, de ne point produire de bruit quand le malade mange et de rendre à ce dernier la presque totalité de sa portée auditive (1).

Le fragment de coton destiné à remplir l'office de tympan artificiel doit toujours être mouillé. La position la plus favorable à lui donner ne se trouve que par tâtonnement. La pression à exercer est variable suivant les cas.

Suivant quel mécanisme agissent les tympans artificiels?

Il est de toute évidence qu'ils tiennent lieu de la membrane absente dans une plus ou moins grande étendue et qu'ils ont pour but d'en remplir les fonctions (Toynbee), c'est-à-dire de colliger les ondes sonores et de transmettre les vibrations aux osselets (Politzer).

Il paraît prouvé d'après Troltsch (2) que la pression

(1) Yearsley, *The Diseases of the ear*. — 1863.
(2) *Loc. cit.*

qu'ils exercent sur les débris du tympan et ce qui reste des osselets, effet qui se transmet au liquide du labyrinthe, constitue la partie la plus efficace de léur action ; et, comme preuve de ce qu'il avance, l'auteur met en parallèle les résultats obtenus par l'obturation à l'aide du collodion, sans pression par conséquent, et ceux fournis par les appareils que nous étudions, résultats qui sont tout en faveur de ces derniers.

III. Des Appareils acoustiques.

Il paraît que dès les temps les plus reculés on imagina de se servir d'appareils spéciaux pour rèmédier à la surdité (1).

L'historique de tous ces instruments se trouve dans tous les traités spéciaux. J'y renvoie donc, ne voulant envisager la question que sous son côté pratique.

Le nombre des instruments dits acoustiques, destinés à faire entendre les sourds ou à se faire entendre d'eux, est très-considérable.

Triquet (2) notait à l'exposition de 1855 plus de

(1) Triquet, *Traité des mal. de l'oreille;* 1857. — Bonnafont, *Traité des mal. de l'oreille;* 1860. — Menière, *Bull. de thérap.*, t. LIX, p. 45; 1860. — E. Ménière, *Thèse de doctorat,* p. 98; 1868.

(2) *Loc. cit.*, p. 460.

dix-huit genres d'appareils acoustiques construits par un fabricant anglais.

L'exposition de 1867 présentait également une vitrine renfermant un nombre peut-être supérieur de cornets, tubes, fauteuils, etc., etc., pour l'usage des sourds. Je regrette de n'en avoir point fait l'essai et la nomenclature, à l'exemple de Triquet.

Les instruments dont nous nous occupons sont ou *portatifs* (cornets), ou destinés à rester à demeure (fauteuils, pupitres, guéridons, etc.).

Le principe qui préside à leur construction est le suivant : renforcer le son, colliger les ondes sonores et les transmettre directement à l'oreille.

Malheureusement le mieux est souvent l'ennemi du bien et le renforcement du son est tel qu'il devient diffus. L'instrument dès lors est plus nuisible qu'utile.

Les instruments portatifs sont de beaucoup préférables aux appareils à demeure.

Tous les spécialistes sont d'accord pour reconnaître que les indications à l'emploi des cornets acoutisques sont encore peu précises. Il est un fait d'expérience, c'est qu'ils conviennent et réussissent mieux chez les vieillards que chez les adultes.

Un autre fait important à noter, c'est que leur usage (quand on se sert surtout d'appareils un peu puissants) contribue notablement à accroître la surdité : la sensibilité auditive, par trop violentée, peut s'éteindre (Bonnafont).

Il faut donc recommander aux sourds, à qui l'on conseille de recourir à la prothèse auriculaire, de choisir des instruments qui ne renforcent pas trop le son, condition qui du reste est essentielle pour qu'ils puissent entendre clair.

Les malades sont d'ailleurs excellents juges en la matière, et choisissent souvent mieux que le médecin ne pourrait le faire pour eux.

Toute surdité, qui n'est pas justiciable des procédés ordinaires de traitement, semble indiquer l'emploi des cornets.

C'est là une formule très-générale et dont il ne faut pas exagérer l'importance.

Le médecin, avant que de donner le conseil de recourir aux appareils prothétiques, explorera la sensibilité auditive au diapason.

Il faut savoir que la surdi-mutité n'a jamais été améliorée par l'emploi de ces moyens.

Il est des médecins qui rejettent à peu près complétement l'usage des cornets et leur préfèrent de beaucoup la main disposée en pavillon et placée derrière l'oreille. Ce procédé convient parfaitement dans les surdités de moyenne intensité. C'était l'avis de Ménière. Il a le grand avantage de ne pas fatiguer la sensibilité spéciale et de donner toujours des sons distincts, et que l'on n'obtient pas avec des instruments métalliques.

Malheureusement ce moyen est si simple que peu de personnes consentent à s'en servir.

Il faut rejeter complétement l'emploi des appareils acoustiques à demeure ; les fauteuils, guéridons, pupitres, etc., inventés dans le but de faire entendre les sourds, ne peuvent rendre de services réels, et sont même la source de nombreux inconvénients. Leur prix élevé ne les met pas à la portée de toutes les bourses.

Il est d'ailleurs plus avantageux de se servir des appareils portatifs ou cornets.

Les cornets se font en métal, en ivoire, en gutta-percha, en caoutchouc durci, en cuir bouilli, etc.

Les cornets métalliques renforcent trop le son et le rendent confus.

Les autres ne le renforcent peut-être pas assez; il appartient au sourd de faire un choix en rapport avec la nature et la gravité de son affection ; le médecin ne peut que lui fournir des indications générales.

Toynbee divise les cornets en deux classes :

1° *Cornets se tenant seuls dans l'oreille ;*

2° *Cornets qu'on tient à la main.*

J'y ajoute une troisième classe : *cornets mixtes,* c'est-à-dire qui tiennent seuls dans l'oreille par une extrémité, et dont l'autre extrémité est tenue en main par l'interlocuteur.

1re *Classe.* — Elle comprend, pour Toynbee, les petits tubes dilatants, dont j'ai fait une catégorie à part (V. plus haut), les diverses espèces d'oreilles artificielles en métal, en caoutchouc, en soie solidifiée, etc., tous instruments donnant peu de bons résultats et qui sont, en somme, plus ingénieux qu'utiles ; puis divers cornets construits de façon à pouvoir être cachés par la coiffure. Ils conviennent surtout chez les femmes qui, d'ordinaire, répugnent à l'emploi d'un cornet apparent, et tiennent à dissimuler leurs infirmités.

Le double cornet d'Itard, modifié par les fabricants anglais, offre sous ce rapport de sérieux avantages ; il se compose d'un cornet aplati, enroulé autour de chaque oreille, se réunissant au cornet du côté opposé par un ressort léger, passant sur le sommet de la tête, et composé de deux parties qui glissent l'une sur l'autre à frottement doux, de manière que l'appareil puisse s'appliquer sur des têtes de différentes grosseurs, et suivant les exigences de la mode. Les cornets sont cachés sous les bandeaux ou dans les pièces de la coiffure. Une dame anglaise de mes clientes, traitée sans succès d'une cophose par Toynbee, Yearsley, Wilde, se trouve très-bien aujourd'hui de l'usage de cet instrument ; elle va dans le monde et personne ne se doute de sa surdité.

2ᵉ *Classe.* — Dans la seconde classe, se rangent les divers cornets acoustiques qui se tiennent à la main et ne s'appliquent à l'oreille qu'au moment du besoin.

Ils sont de toutes formes et de toutes dimensions, droits ou coudés, en une ou plusieurs pièces ; il en est même de disposés à la façon des lunettes d'approche, ce qui permet d'en augmenter ou d'en diminuer la longueur à volonté et les rend très-portatifs.

Les cornets en métal sont trop sonores ; ceux en cuir bouilli ou en gutta-percha sont préférables (Bonnafont).

Pour corriger la résonnance des cornets artificiels, on enduit leur intérieur d'un vernis de peinture, on y introduit un léger flocon de coton, et l'on dispose près de leur pavillon une cloison de baudruche, sorte de tympan qui amortit les ondes sonores. (M. Lévy, *Traité d'hygiène*, t. II, p. 295.)

3ᵉ *Classe.* — Ne comprend qu'un type, c'est ·le tube acoustique de Dunker. Il se compose d'un embout olivaire appliqué et fixé dans le méat ;

D'un tube en caoutchouc de longueur variable ;

D'un pavillon fixé à l'extrémité libre du tube et que l'interlocuteur tient à la main.

Luër a notablement augmenté la puissance de cet instrument en rendant le tube moins compressible et meilleur conducteur du son, à l'aide d'une spirale de

fil métallique qui le garnit à l'intérieur et à l'extérieur (1).

C'est le meilleur de tous les instruments acoustiques.

Son seul inconvénient (si c'en est un) serait de ne
permettre l'entretien qu'avec une personne à la fois.

(1) E. Ménière, *Thèse de doctorat*, p. 103. — 1868.

MOYENS HYGIÉNIQUES

On néglige l'hygiène de l'organe auditif, dit Triquet, et cependant il faudrait s'en occuper sans cesse (1). Malheureusement l'auteur que je cite s'étend très-peu sur les moyens hygiéniques applicables au sens de l'ouïe. Il fait ressortir l'importance de cette étude, montre que l'organe auditif, à l'inverse de tous les autres organes, fonctionne sans cesse, sans temps de repos, ce qui l'expose à plus de fatigues et de dangers, mais ne donne aucun conseil pratique pour le mettre à l'abri des maladies qui peuvent l'atteindre.

Dans tous les traités d'ophthalmologie, de longs chapitres sont consacrés à l'hygiène de la vue; les personnes du monde, elles-mêmes, en dehors de toute direction médicale, se préoccupent vivement des soins à apporter au fonctionnement de la vision et des ménagements qui lui conviennent.

Il est presque de bon ton de porter des conserves; le pince-nez, le fasce-à-main, le monocle surtout, font partie intégrante de la toilette de nos élégants; on met

(1) Triquet, *Traité des mal. de l'oreille*, p. 30. — 1857.

les yeux à l'abri de la poussière, du vent, d'une lumière trop vive ; mais quel gandin, quelle femme du monde consentira jamais à placer du coton dans ses oreilles pour les soustraire aux influences atmosphériques ?

On fuit les spectacles capables d'impressionner vivement l'organisme, et nul ne songe à se soustraire aux sensations auditives qui peuvent ébranler profondément l'économie.

Que d'enfants affectés de surdité avec toutes ses fâcheuses conséquences, par la faute d'une mère plus désireuse d'obéir aux caprices de la mode que de satisfaire aux plus simples règles de la prudence !

Il appartient aux auteurs spéciaux de traiter des moyens hygiéniques applicables à l'organe de l'ouïe ; mais ceux d'entre eux qui s'en sont occupés, ne l'ont fait qu'incidemment et sans donner à cette intéressante question tous les développements qu'elle comporte.

Je n'ai pas la prétention de combler, avec les faibles ressources de mon expérience, la lacune que je signale ; je ne veux qu'indiquer, d'une façon tout à fait générale, aux médecins et aux gens du monde, les soins les plus élémentaires qu'il faut donner à l'oreille pour en assurer le fonctionnement régulier, éviter les maladies qui peuvent atteindre ce délicat appareil, et mettre l'organisme à l'abri des influences fâcheuses que peuvent exercer des impressions auditives ou **trop** violentes ou trop prolongées.

Il est difficile de classer d'une façon méthodique tous les préceptes relatifs à l'hygiène de l'oreille, aussi me contenterai-je de les énumérer successivement et dans l'ordre qui me paraîtra le plus rationnel.

Les variations brusques de température et de pression, le froid et surtout le froid humide sont funestes à l'oreille et causent souvent des otalgies et des otites des plus rebelles; les personnes délicates, les sujets nerveux et lymphatiques éviteront avec le plus grand soin de se soumettre à ces influences; un excellent moyen est sans contredit de garnir la conque d'un tampon de coton qui obstrue le méat et entrave la pénétration de l'air extérieur dans le conduit.

L'âge a sa part d'influence dans la production des affections de l'oreille, influence qui peut être atténuée et combattue efficacement par l'observance de certaines règles d'hygiène reposant sur des données anatomiques et physiologiques positives.

Ainsi les jeunes enfants présentent une disposition particulière du tympan qui favorise chez eux l'accumulation du cérumen et des débris épidermiques dans le fond du conduit auditif. A cet âge, en effet, la membrane tympanique offre une direction presque horizontale, en outre les produits d'élimination de la surface tympanale et du conduit auditif sont plus considérables (même en dehors de l'état de maladie) que dans l'âge adulte. S'ils ne sont pas enlevés par des soins minutieux de propreté, il en résulte à la longue des concrétions qui durcissent, pressent sur le tympan et l'irritent ; l'otalgie et l'otorrhée peuvent s'ensuivre. Quelques injections d'eau tiède faites de temps à autre mettront à l'abri de ces dangers.

Elles sont de beaucoup préférables à l'emploi du cure-oreille, qui est inapplicable chez les enfants et peut produire des accidents très-graves (perforation du tympan, blessure de la paroi du conduit).

Chez les vieillards l'engouement cérumineux est souvent une cause de surdité ; cette accumulation de cérumen reconnaît pour cause : l'état plus concret de la cire sécrétée à cet âge, ce qui est un obstacle à son écoulement ; la surabondance des poils qui s'agglutinent, se feutrent et s'opposent également à l'élimination du cérumen ; l'étroitesse du méat, qui, réduit à l'état de fissure, par le mécanisme que j'ai indiqué plus haut, fait obstacle tout à la fois au flux de la cire vers l'extérieur et aux soins de propreté.

En pareil cas l'usage prudent du cure-oreille, le remplacement des dents absentes, les tubes dilatants à demeure dans le méat et surtout des injections d'eau tiède fréquemment renouvelées, obvieront efficacement aux inconvénients que je signale.

Il n'est pas jusqu'à la coiffure et ses variations sous l'influence de la mode et du caprice individuel, qui n'aient une part dans le développement des affections de l'oreille. Il convient donc de s'attacher à détruire, par une hygiène bien entendue, les effets de cette cause.

Le mode de coiffure que l'on adopte peut contribuer au développement des otalgies et des otites chez les sujets nerveux et lymphatiques.

Ainsi les femmes qui portent des boucles ou des bandeaux couvrant complétement l'oreille s'exposent, lorsqu'elles les quittent par mégarde (ce qui leur arrive quand elles vont dans le monde), à prendre des névralgies otiques et même des otorrhées.

Les mêmes accidents peuvent se présenter chez les enfants et même chez les adultes, quand on vient à faire couper leurs cheveux pendant une saison froide et humide.

Pour les jeunes garçons, les coiffures trop enfoncées sur la tête éloignent le pavillon de l'apophyse mastoïde; il en résulte un rabattement de l'auricule en avant d'un effet très-disgracieux.

Par contre, la coiffure avec le bonnet, comme les femmes, ou le bonnet de coton, enfoncé trop avant, comme les hommes, devient la cause d'un aplatissement, d'un élargissement du pavillon.

A l'armée, la coiffure avec le bonnet à poil recouvrant incomplétement l'oreille, le port intermittent de la jugulaire, exposent l'organe de l'ouïe à une succession de chauds et froids qui deviennent la cause d'écoulements otiques intarissables, surtout quand ils se produisent sur des constitutions strumeuses ou débilitées.

Les ouvertures losangiques percées dans les parties latérales des guérites, servant d'abri aux sentinelles, sont la source fréquente d'accidents analogues. Le seul moyen d'y obvier, sans nuire aux intérêts du service, serait de garnir ces pertuis de vitres qui permettraient la surveillance et empêcheraient les courants d'air.

Les otalgies et les otites sont fréquentes à la suite des bains froids ; elles sont communes principalement chez les plongeurs qui peuvent être atteints de rupture du tympan par le fait de la compression brusque de l'air dans le conduit auditif externe, au moment où ils tombent d'un lieu élevé dans l'eau. Il faut donc recommander aux baigneurs de placer un tampon de coton dans le méat auditif, tant pour empêcher le contact de l'eau froide avec le tympan et son séjour dans le conduit, que pour éviter la condensation de l'air quand on plonge.

A propos des effets funestes de l'eau froide sur l'oreille, je rappellerai qu'il faut éviter avec le plus grand soin quand on applique l'eau froide sur la tête, dans diverses affections, la pénétration de l'eau dans **le** conduit : les otites qui se développent à la suite des maladies pour lesquelles on a recours à ce moyen, n'ont souvent pas d'autres causes.

La compression brusque de l'air dans le conduit auditif externe, et la rupture du tympan qui en est la conséquence, ont lieu dans diverses autres circonstances. Ainsi le soufflet appliqué sur l'oreille peut causer un pareil accident. On ne saurait trop recommander aux personnes chargées de conduire les enfants, de ne pas choisir la région de l'oreille pour leur infliger une correction.

Diverses professions exposent aux mêmes dangers : les artilleurs sont fréquemment atteints de rupture du tympan et par suite d'otite moyenne, quand ils ont assisté à la déflagration de volumineuses pièces d'artillerie, ou aux décharges simultanées de plusieurs batteries. Cela s'observe surtout dans la marine à bord des bombardes et des canonnières (Fonssagrives). Outre l'accident qui résulte de la condensation de l'air dans le conduit et qui amène la déchirure du tympan, il y a aussi un effet général résultant de la commotion et qui se manifeste par des céphalalgies intenses et des troubles nerveux variés. Il est de tradition dans l'artillerie d'ouvrir la bouche au moment de la détonation des armes puissantes, pour s'opposer aux accidents que nous signalons; on comprend, en effet, que la compression de l'air s'exerçant à la fois dans le conduit auriculaire externe et dans le conduit pharyngien, le tympan, également pressé sur ses deux faces, ne se rompe pas. Mais les parois de la trompe sont souvent accolées, la circulation de l'air s'y trouve entravée, aussi Troltsch conseille-t-il en pareil cas, aux artilleurs, de répéter plusieurs fois de suite l'expérience de Valsalva pour augmenter autant que possible la pression dans la caisse, et mettre la membrane tympanique en état de résister à la pression extérieure qui va se produire. Un tampon de coton, placé dans le méat auditif et enfoncé aussi avant que possible, complétera ce système de défense. — Quant aux médecins militaires chargés du choix des hommes, ils éloigneront du service de l'artillerie les sujets faibles, nerveux, irritables et dont la santé serait susceptible de souffrir des violentes commotions produites par les engins de guerre (Percy).

Les personnes employées aux travaux dans l'air comprimé feront bien, en entrant dans le sac à air, de pratiquer l'expérience de Valsalva et de faire marcher lentement les robinets d'éclusage pour éviter la compression trop brusque du tympan sur sa face externe.

Les précautions inverses seront prises à la sortie, c'est-à-dire que pendant la décompression on fera déglutir, les narines étant closes, de manière à diminuer la pression interne de la caisse, parallèlement à la pression extérieure.— Grâce aux moyens que j'indique ici, on évitera les divers accidents (otorrhagies, etc.), signalés par les auteurs qui ont étudié les maladies produites par le travail dans l'air comprimé.

La plupart des ouvriers employés dans les ateliers de chaudronnerie sont sourds ou le deviennent tôt ou tard (Ménière). C'est le résultat de la condensation sans cesse renouvelée, d'ondes sonores excessivement bruyantes, dans le conduit auditif externe et aussi de la commotion incessante imprimée à tout l'organisme.

Dans d'autres professions, la surdité est le résultat d'inflammations et de névralgies de l'oreille, acquises sous l'influence des variations brusques de températures ; tels sont les boulangers, les chauffeurs de machines à vapeur, les teinturiers, les apprêteurs d'étoffes, etc. (Ménière).

L'hygiène, dans ces divers cas, n'offre que d'impuissants avis. Il faut, autant que possible, habituer l'oreille aux impressions opposées de l'atmosphère, et ce moyen ne réussit pas toujours (M. Lévy) (1).

Les enfants, atteints de surdité et surtout des maladies qui engendrent la surdité, devront être traités avec le plus grand soin. Est-il un préjugé plus ridicule et plus dangereux que celui qui consiste à considérer

(1) *Traité d'hygiène.*

les écoulements d'oreille comme utiles à tous les âges et à craindre par conséquent de les voir tarir? Il faut bien se rappeler que le mutisme est le plus souvent la suite de la surdité, et que cette dernière est la conséquence d'otites et d'otorrhées que des soins bien entendus et donnés à propos auraient pu conjurer.

La faiblesse de l'ouïe exige, dit Michel Lévy, depuis la naissance jusqu'à la sixième année des soins et des procédés spéciaux d'éducation. L'enfant sourd, non exercé à la parole, devient infailliblement muet, ou n'acquiert qu'un langage informe qui ne peut lui être d'aucune utilité dans les circonstances ordinaires de la vie.

Chez l'homme développé, la surdité n'a pas de conséquences aussi fâcheuses, et la prothèse peut, dans certains cas, suppléer en partie aux défauts de l'organe. Ceci m'amène à dire que, quelles que soient la surdité et sa cause, dès l'instant que l'usage des appareils acoustiques paraît nécessaire et efficace, il faut recommadder aux malades les plus grands ménagements dans l'exercice de leur organe affaibli (M. Lévy) (1).

Les demi-sourds ont le tort de vouloir trop entendre, dit Ménière. Il ne faut donc pas exiger de l'oreille un travail disproportionné à sa capacité fonctionnelle; on a vite usé par la fatigue ce qui reste de sensibilité

(1) *Loc. cit.*

spéciale et la prothèse, si utile dans le principe, devient chaque jour de plus en plus insuffisante, et même nuisible (V. plus haut, *Cornets acoustiques*).

Le silence porte au repos et au recueillement ; il facilite les opérations de l'esprit. L'abstinence de l'ouïe convient aux gens nerveux et irritables, aux écrivains et aux penseurs. Le silence est surtout utile aux malades et aux convalescents pour qui le repos est le premier des remèdes. Dans les cas de névroses, de migraines, d'hypochondrie, de fièvres graves avec hyperacousie, on placera un tampon de coton dans l'oreille du malade, et sa chambre sera placée loin de tout voisinage bruyant.

A l'armée, les ambulances seront éloignées autant que possible du lieu du combat, pour éviter aux blessés l'excitation morale qu'excitent chez eux le bruit des détonations et les commotions organiques qu'elles peuvent produire. Les sourds-muets eux-mêmes sont sensibles à ces fâcheuses impressions (Percy).

Les femmes enceintes peuvent avorter sous l'influence des bruits violents. Effet moral, a-t-on dit ! Comment expliquer alors que ces mêmes détonations aient fait périr des poissons au fond des rivières et des fœtus dans le sein de leurs mères ? (M. Lévy.) (1).

Les bruits rhythmés, modulés sur un ton grave et doux, calment les enfants et les portent au sommeil.

(1) *Loc. cit.*

Les bruits forts et cadencés facilitent l'exercice musculaire; ainsi le bruit des tambours aide à marcher; c'est en chantant et au son des fifres que les marins virent au cabestan; c'est au son du clairon que le soldat monte à l'assaut.

La musique est utile à l'armée pour éloigner la nostalgie; elle réussit parfois à calmer les aliénés en proie à la lypémanie. Elle est une source d'émotions morales dont l'hygiène peut tirer un grand parti près de l'homme sain ou malade, soit pour rompre la direction habituelle des actes cérébraux, soit pour modifier secondairement les fonctions organiques. (M. Lévy.) (1).

Il est bien prouvé que des impressions auditives agréables, telles qu'elles sont produites par la musique, peuvent agir sur toute l'économie et faciliter ou accélérer l'exercice de certaines fonctions; elles ont aussi une influence morale qu'il ne faut pas négliger.

En résumé, et pour formuler d'une façon précise quelques préceptes hygiéniques utiles à posséder, je dirai :

Il faut éviter à l'oreille le froid et surtout le froid humide, les courants d'air, les variations brusques de pression et de température. Il faut, en procédant avec une sage mesure, habituer l'oreille aux variations opposées de l'atmosphère.

(1) *Loc. cit.*

En tout temps et à tous les âges, il faut entretenir le conduit auditif externe dans un état extrême de propreté.

Les applications froides sur la tête pendant l'état de maladie, les bains froids dans l'état de santé, seront l'objet de recommandations spéciales.

On détournera de l'artillerie, des travaux bruyants, du travail dans l'air comprimé, des ascensions en ballon ou sur les montagnes, les personnes nerveuses, faibles et délicates, sujettes aux hémoptysies, etc.

Les sujets nerveux, impressionables, hystériques, exposés à la migraine, les fébricitants, les blessés, seront tenus éloignés de tout bruit.

Les enfants atteints de dysécée seront exercés à la parole.

Il faut traiter et tarir tous les écoulements d'oreille.

Les sourds incurables par les moyens ordinaires feront un usage modéré des cornets acoustiques.

DEUXIÈME PARTIE.

DES RELATIONS QUI EXISTENT ENTRE LES MALADIES DE LA MUQUEUSE NASO-PHARYNGIENNE ET LES AFFECTIONS DE LA TROMPE D'EUSTACHE ET DE LA CAISSE DU TYMPAN. — RHINOSCOPIE.

Pour mieux faire comprendre l'utilité de quelques-uns des moyens thérapeutiques dont l'exposé fait l'objet de cette seconde partie, je crois convenable de rappeler en quelques lignes les relations qui existent entre les affections de la muqueuse naso-pharyngienne et celles de la muqueuse auriculaire.

Chacun sait que l'oreille moyenne communique avec le pharynx par la trompe d'Eustache, dont la muqueuse se continue sans ligne de démarcation bien tranchée avec la membrane de Schneider et la muqueuse gutturale.

Aussi n'est-il point rare de voir les phlegmasies aiguës ou chroniques de ces dernières se propager par continuité de tissu au tégument de l'oreille moyenne et devenir ainsi la source de surdités incommodes et souvent rebelles, surtout quand le traitement n'est pas dirigé contre la cause première qui leur a donné naissance.

Il n'est pas jusqu'aux amygdalites qui ne puissent avoir un certain retentissement sur l'organe de l'ouïe, soit que l'inflammation gagne la trompe, soit encore que le calibre de celle-ci se trouve effacé par la compression qu'exercent sur elle les amygdales hypertrophiées.

Lœwenberg a démontré que la pharyngite granuleuse, si commune à Paris, se propage souvent aux arrière-narines, et devient la cause d'affections graves de la trompe et de la caisse (1). M. Sim. Duplay partage entièrement la manière de voir de cet auteur (2).

Un simple coryza rend souvent l'ouïe dure, d'une façon passagère, sans doute, mais qui peut devenir permanente si le coryza se répète et passe à l'état chronique. La position du pavillon de la trompe à l'extrémité postérieure du méat inférieur rend compte de ce phénomène ; le gonflement de la pituitaire, qui accompagne d'ordinaire le rhume de cerveau, atteint bientôt l'orifice pharyngien de l'oreille moyenne, dont la muqueuse se boursoufle au point d'effacer complétement la lumière de ce conduit ; l'air, dès lors,

(1) *Arch. spéc. d'otol. de Wurtzbourg*, vol. II, 1865.
(2) *Arch. gén. de méd.*, t. I, 1867, p. 468. — *Rev. crit.*

ne se renouvelle plus dans la caisse et l'ouïe s'affaiblit.

Les phlegmasies de la muqueuse pharyngo-nasale à l'état aigu n'ont qu'une influence momentanée sur l'organe de l'ouïe, et il est rare de voir l'inflammation, s'étendant à la trompe et à la caisse du tympan, déterminer une otite. Tout se borne d'habitude à un peu de dysécée ou d'éréthisme et à quelques bourdonnements, accidents légers qui se dissipent facilement avec la maladie qui les cause.

Ce qu'il faut craindre par-dessus toutes choses, c'est la répétition fréquente et la tendance à la chronicité de l'inflammation gutturale. Or, il est remarquable que la muqueuse naso-pharyngienne est surtout exposée à s'enflammer chez les sujets dont la constitution est tout à la fois une cause de répétition de la maladie et aussi une cause d'extension aux parties avoisinant les points atteints.

Bon nombre de surdités n'ont pas d'autre origine, et c'est à les prévenir, ou au moins à les arrêter dans le cours de leur développement, que le médecin doit consacrer tous ses soins et appliquer toutes les ressources de son art.

Toutes les fois que pareille cause sera soupçonnée chez un sourd, on explorera attentivement la gorge et le nez; l'examen direct de ces régions, tel qu'on le pratique d'ordinaire, étant souvent insuffisant, on aura recours à la rhinoscopie, méthode d'exploration

dont l'importance dans l'étude des maladies de l'o-
reille moyenne et de la trompe a été mise en lumière,
dans ces derniers temps, par divers auteurs allemands
et particulièrement par Lœwenberg, qui a décrit les
altérations que présente l'orifice de la trompe d'Eustache dans les affections aiguës ou chroniques du
pharynx et des fosses nasales (1).

Quoiqu'il n'entre pas dans le plan de ce travail
d'exposer tous les préceptes relatifs à la pratique de
la rhinoscopie, je crois cependant devoir entrer à ce
sujet dans quelques détails. Je serai aussi bref que
possible.

La rhinoscopie comprend l'exploration des parties
antérieures et postérieures des fosses nasales.

L'examen des régions antérieures du nez se fait de
la manière suivante : le malade, tournant le dos à une
fenêtre, le médecin se place devant lui, et refoulant
en haut et en arrière, avec le pouce de la main gauche, le lobule du nez, il cherche à dilater les narines,
dans la profondeur desquelles il envoie des rayons
lumineux, à l'aide d'un large miroir concave percé en
son milieu d'un trou pupillaire. Si ce premier procédé
paraît insuffisant, on introduit dans la narine qu'on

(1) *Arch. d'otologie de Wurtzbourg*, vol. II, p. 101, 134,
1865. — *Arch. gén. de méd*, t. I, 1867, p. 467. *Rev. crit.*, par
Sim. Duplay. — *Union méd.*, n° du 16 juillet 1867, p. 8.

explore un spéculum auris plein ou bivalve (préalablement chauffé, pour éviter qu'il se ternisse au contact de l'haleine), qu'on enfonce aussi avant que
possible et avec beaucoup de douceur dans le méat
inférieur; alors, en éclairant comme il vient d'être
dit, il sera facile de constater le degré de sécheresse
ou d'humidité, de congestion ou de décoloration de
la pituitaire, l'existence de polypes, d'ulcérations, de
granulations, etc., qui peuvent siéger sur la voûte
nasale et la partie antérieure du cornet et du méat
inférieurs (1).

Quant à l'examen des arrière-narines et du pavillon
de la trompe, il est plus difficile à pratiquer.

On y procède en introduisant dans la gorge, presque
jusqu'au contact de la paroi postérieure du pharynx,
un petit miroir disposé comme ceux dont on se sert
en laryngoscopie, mais articulé à peu près à angle
droit sur la tige qui le supporte. L'éclairage est le
même que celui usité pour l'exploration du larynx.

Plusieurs essais sont nécessaires pour habituer le
malade à supporter dans l'arrière-gorge, sans efforts
de vomissements, le contact du miroir qu'on introduit après l'avoir chauffé. On évite ainsi au patient

(1) Ce travail était sous presse au moment où MM. Robert et
Collin firent présenter à l'Académie leur spéculum nasi. (Séance
du 14 avril.)

l'impression désagréable du froid ; cette précaution est, en outre, fort utile pour empêcher la condensation de l'haleine à la surface du réflecteur, ce qui nuirait à la clarté de l'image.

La langue est abaissée avec une spatule coudée ; quelques auteurs veulent qu'on ramène le voile du palais en avant, et ont inventé dans ce but divers instruments, dont le meilleur et le plus simple est le crochet mousse de Czermack. Cette manœuvre est le plus souvent inutile et toujours fort pénible.

On empêchera le voile du palais de s'appliquer sur la paroi postérieure du pharynx en engageant le malade à respirer par le nez et par petites saccades, la bouche étant largement ouverte ; on lui fera prononcer une voyelle nasale.

On ne se servira du crochet de Czermack que pour examiner la surface postéro-supérieure du voile et les parties inférieures des fosses nasales ou dans des cas de conformation particulière : hypertrophie de la luette (Lœwenberg).

On reconnaît par la rhinoscopie la position exacte de l'orifice des trompes dans les cas de cathétérisme difficile (on peut même par ce moyen guider *de visu* le bec de la sonde), l'obstruction cicatricielle ou autre de ce conduit ;

Sa participation aux phlegmasies naso-pharyngien - nes et son oblitération par des bouchons de mucus ;

La position, l'étendue, la nature des ulcérations qui peuvent siéger dans son voisinage ;

Le degré de compression que peuvent exercer sur ce conduit les amygdales hypertrophiées.

En résumé, et pour conclure, je dirai avec M. Sim. Duplay (1) « que les recherches rhinoscopiques, en « montrant comme causes fréquentes des affections « de la trompe, des altérations du pharynx et des « arrière-cavités des fosses nasales, indiquent aussi « l'importance des moyens thérapeutiques employés « pour combattre ces dernières altérations. »

MOYENS APPLICABLES AU CONDUIT PHARYNGIEN DE L'OREILLE ET PAR CE CONDUIT AINSI QU'AU PHARYNX ET AUX FOSSES NASALES.

Il est difficile de classer bien méthodiquement les divers procédés dont la thérapeutique dispose pour remédier aux lésions des cavités naso-pharyngienne et auriculaire qui produisent la surdité ; j'essayerai néanmoins de les ranger sous les quatre chefs principaux suivants :

(a) *Moyens médicaux.*

1° Douche liquide naso-pharyngienne ;
2° Gargarismes ;

(1) *Arch. gén. de méd.*, loc. cit., p. 470.

3° Insufflations ;

4° Fumigations ;

5° Cautérisations ;

6° Vomitifs ;

7° Errhins.

(b) *Moyens chirurgicaux.*

1° Cathétérisme ;

2° Aspiration des liquides contenus dans l'oreille moyenne ;

3° Insufflations gazeuses ;

4° Procédé de Politzer pour injecter de l'air ou des vapeurs médicamenteuses dans la trompe d'Eustache et la caisse du tympan ;

5° Dilatation ;

6° Cautérisation ;

7° Injections liquides ;

8° Ablation des amygdales.

(c) *Moyens prothétiques.*

(d) *Moyens hygiéniques.*

MOYENS MÉDICAUX

I. Douche liquide naso-pharyngienne.

Dès l'époque où Guyot soumit à l'Académie des sciences (1724) son procédé pour injecter des liquides dans l'oreille par la trompe d'Eustache, on reconnut qu'il pouvait être utile, dans certaines formes de surdité, de laver *l'embouchure du canal appelé trompe d'Eustache* (1).

Aujourd'hui qu'il est bien établi que les diverses affections du pharynx et du nez peuvent atteindre l'oreille moyenne, amener l'obstruction de l'orifice guttural de la trompe et déterminer la surdité, on comprend toute l'importance qu'il y a à disposer d'un moyen thérapeutique simple, facile à appliquer, et surtout efficace pour nettoyer l'embouchure de la trompe, laver, en un mot, les fosses nasales, les arrière-narines, la partie supérieure du pharynx, et

(1) Lentin, en 1793, proposa un procédé particulier pour nettoyer l'orifice des trompes à l'aide d'une petite éponge fixée au bout d'une sonde et imprégnée de vin aromatique (*Certamen vitiis auditus medendi*, IIe vol. des *Commentaires de la Société de Gœttingue*, d'après Bonnafont, *Traité*, p. 58).

permettre de porter sur toutes ces parties des substances médicamenteuses.

Tel est, en effet, le but qu'on se propose en pratiquant la douche naso-pharyngienne.

Ce procédé fut imaginé en 1847 par Weber, de Halle, qui, le premier, démontra les conditions physiologiques qui en rendaient possible et commode l'exécution. Il fut ensuite mis en usagé et vanté par Thudichum (1864), Gruber (1865), Lœwenberg (1865) (1) et Troltsch (1868).

Weber a fait voir que, quand on injecte avec douceur un liquide dans une narine (le sujet respirant par la bouche, la tête légèrement inclinée en avant, et en évitant tout mouvement de déglutition), le voile du palais se relève, s'applique sur la paroi postérieure du pharynx, et que le liquide injecté s'accumule dans la narine, dans la partie supérieure du pharynx, baigne l'embouchure de la trompe, contourne le bord postérieur de la cloison, et ressort par la narine du côté opposé.

Les spécialistes allemands se sont empressés de mettre à profit cette découverte.

Ils utilisent la douche de Weber dans les cas d'affection des fosses nasales, avec propagation du côté

(1) Voy. *Arch. gén. de méd.*, *Rev. crit.*, par Sim. Duplay, t. I, 1867, p. 470. — *Union médicale*, n° du 16 juillet 1867, p. 87; et *Bull. gén. de thérap.*, t. XLVI, p. 32, 1854.

de l'organe de l'ouïe, quand il y a lieu de soupçonner que du mucus s'est aggloméré ou concrété sur le pavillon dont il accole les lèvres, et dans lequel il empêche d'engager une sonde.

La douche naso-pharyngienne est simple ou médicamenteuse.

La douche simple se fait avec de l'eau tiède qu'on sale légèrement (on a remarqué que cette solution est mieux supportée que l'eau pure). (Thudichum.) Elle est destinée à laver les cavités nasales et la partie supérieure du pharynx. On entraîne ainsi les mucosités qui s'y accumulent et peuvent oblitérer la trompe.

La douche simple doit toujours précéder la douche médicamenteuse dont elle facilite l'action en détergeant les parties de muqueuse qu'on désire modifier.

Les douches médicamenteuses sont astringentes, caustiques et désinfectantes.

Les douches astringentes conviennent dans l'ozène, la rhinite scrofuleuse, les granulations nasales, les polypes, etc. Elles se font avec l'alun, le tannin, l'acétate de plomb, etc.

Les douches caustiques sont utiles dans l'ozène avec ulcérations de la pituitaire, les granulations. Le nitrate d'argent, le sublimé, le chlorure de calcium sont les substances qu'on emploie d'ordinaire.

Les douches désinfectantes conviennent dans toutes

les formes d'ozène ; on les fait avec une solution de permanganate de potasse, de l'acide phénique étendu, de l'eau de goudron.

On peut, dans certains cas, faire des douches d'eaux sulfureuses.

Différents instruments ont été inventés pour pratiquer facilement la douche naso-pharyngienne.

Toutes les seringues sont bonnes pour remplir cet office et plus particulièrement l'irrigateur, qui peut, en raison de sa capacité, donner un jet continu.

Il est essentiel de se servir de canules très-volumineuses qui puissent fermer complétement l'ouverture de la narine par laquelle on injecte ; sans cette précaution, le liquide revient en presque totalité par cet orifice, et le but qu'on se propose n'est pas atteint.

Lœwenberg se sert d'une canule ayant la forme d'une balle cylindro-conique de gros calibre, forée suivant son axe (1).

Un moyen très-simple d'utiliser les canules ordinaires consiste à les coiffer d'un bouchon de liége percé dans sa longueur et taillé en tronc de cône d'un volume en rapport avec les dimensions de la narine.

L'injection se fait, le malade ayant la tête inclinée

___

(1) Troltsch conseille de faire l'injection par une sonde percée d'un grand nombre de trous qui est introduite dans le nez ; ou mieux encore, à l'aide d'un tube en caoutchouc recourbé en siphon. Ce dernier procédé appartient à Th. Weber.

au-dessus d'une cuvette et respirant la bouche ouverte.

II. Des gargarismes.

Ils sont d'une grande utilité dans le traitement des surdités qui paraissent liées à un état phlegmasique aigu ou chronique des amygdales et du pharynx.

Les gargarismes sont simples ou médicamenteux.

Les gargarismes simples ou émollients se font avec une décoction d'orge miellée, de l'eau de guimauve, de l'eau tiède additionnée d'un tiers ou d'un quart de glycérine. Ils conviennent dans les affections aiguës de la gorge, qui d'ordinaire n'ont qu'une influence passagère sur l'organe de l'ouïe.

Les gargarismes médicamenteux, astringents et autres s'emploient dans les affections subaiguës ou chroniques (pharyngite granuleuse, amygdales hypertrophiées, ulcérations spécifiques, etc.), qui, comme nous l'avons établi tout d'abord, sont susceptibles d'avoir un retentissement sur l'oreille moyenne.

On fait usage des décoctions astringentes de ratanhia, de bistorte, de feuilles de noyer, d'écorce de chêne, de feuilles de ronces, etc., additionnées ou non d'alun (4 à 8 gr.), de borax (5 à 10 gr.) pour 250 gr. de liquide (1).

(1) Troltsch recommande l'usage des gargarismes astringents

L'eau de goudron, les eaux sulfureuses conviennent surtout au traitement des granulations du pharynx, pour compléter l'effet des astringents.

La liqueur de Van Swicten est utile contre les pharyngites ulcéreuses spécifiques.

Les gargarismes sont malheureusement difficiles à employer chez les enfants. On a recours dans ce cas au badigeonnage de la gorge avec un pinceau trempé dans un sirop *ad hoc :* sirop de ratanhia, de monésia, miel rosat, sirop de goudron, glycérine, auxquels on peut ajouter de l'alun, du borax, du tannin.

III. Insufflations.

Les insufflations de poudres médicamenteuses variées remplacent avantageusement les gargarismes, et sont surtout fort utiles dans les affections de la membrane de Schneider.

C'est un moyen facilement applicable chez les enfants et les adultes.

Les poudres usitées sont celles d'alun, de borax, de tannin, de calomel, de sous-nitrate de bismuth, etc.

dans les cas de surdité qui surviennent chez les vieillards et les anémiques, dont les muscles dilatateurs de la trompe manquent d'énergie, ce qui donne lieu aux mêmes symptômes que l'oblitération de ce tube. (*Mal. de l'oreille*, trad. Sengel, p. 75.)

Les insufflations astringentes réussissent, dans les amygdalites chroniques, la pharyngite granuleuse.

On peut également faire des insufflations dans le nez; mais d'ordinaire on fait priser les poudres à l'instar du tabac. Cependant, comme l'action de priser peut ne pas les faire pénétrer assez profondément, on les porte jusqu'à l'orifice pharyngien de la trompe, en introduisant dans le méat inférienr un tube chargé de poudre et dans lequel on souffle quand on a atteint le bord postérieur de la cloison.

Autant que possible, et pour obtenir le maximum d'action, on fera précéder les prises médicamenteuses d'une douche naso-pharyngienne simple, destinée à bien nettoyer toute la surface de la muqueuse.

Les prises conviennent dans la rhinite chronique, simple ou ulcéreuse, l'ozène, les polypes, les granulations nasales.

IV. Fumigations.

Elles consistent à diriger dans les cavités du nez et de la gorge, des vapeurs chargées de principes médicamenteux divers.

Il y a des fumigations humides et des fumigations sèches.

Les fumigations humides se font en dirigeant, à l'aide d'un entonnoir en verre ou en métal, un jet de vapeur d'eau chaude dans laquelle on aura fait infu-

ser des espèces aromatiques (thym, lavande, etc.),
marcotiques (pavot, morelle noire, etc.), émollientes
(guimauve, mauve, etc.) (1).

Le vase contenant l'infusion sera placé sur une
source de chaleur destinée à maintenir sa température à un degré suffisant pour rendre le dégagement
de vapeur continu.

On débutera par des séances d'un quart d'heure,
qu'on portera successivement à vingt-cinq minutes,
une demi-heure et trois quarts d'heure.

Ces fumigations sont fort utiles dans les cas de
surdité avec sécheresse du nez et de la gorge, inflammation aigue ou chronique avec sécrétion visqueuse
et adhérente ; dans le catarrhe de la trompe, l'otite
moyenne aiguë et dans quelques otalgies.

Je place au rang des fumigations humides les inha·
lations par le nez et par la bouche de liquides pul-
vérisés.

Les inhalations ainsi faites d'eau de goudron, d'eaux
sulfureuses, de solutions astringentes ou caustiques,
peuvent avoir une bonne influence sur les maladies
de l'oreille qui sont la conséquence d'affections nasales ou gutturales.

Les fumigations sèches se font avec le produit de la

______

(1) On peut ajouter à ces diverses préparations de l'acide acétique, de l'esprit de Mindererus, de l'alcool nitrique.

volatilisation de substances résineuses telles que la myrrhe, l'encens, le baume de Tolu, le baume du Pérou, le benjoin, la résine animé, le camphre.

Ce procédé a été très-vanté par M. H. Valleroux (1) contre la derrière période du catarrhe aigu de l'oreille et dans le catarrhe chronique, lorsque la muqueuse naso-pharyngienne participe à l'engorgement catarrhal.

La quantité de résine nécessaire pour une fumigation est de 50 centigr. de benjoin, et 20 à 40 centigr. de résine animé.

Chaque séance doit durer de vingt minutes à une demi-heure.

On observe alors les phénomènes suivants : sentiment d'astriction, de démangeaisons dans le pharynx et dans le nez, raucité de la voix, grande aridité bientôt suivie d'un flux abondant de mucosités qui peut durer plusieurs jours (2).

V. Cautérisations.

Les cautérisations réussissent parfois, quand on y recourt de bonne heure, à faire avorter une inflammation aiguë du pharynx ou des amygdales.

Elles sont utiles pour hâter la maturation des abcès

(1) *Mém. sur le catarrhe de l'oreille moy.*, 1845, p. 90.
(2) H. Valleroux, *loc. cit.*

qui se développent dans ces glandes et aussi pour en réprimer le volume excessif.

On a vanté successivement le nitrate d'argent (Bonnet), la teinture d'iode, l'ammoniaque liquide, le nitrate acide de mercure (Ducros), dans le traitement de la pharyngite granuleuse et des surdités catarrhales liées à une phlegmasie du pharynx.

Ce sont des moyens fort douloureux et d'une efficacité douteuse (je ne parle qu'au point de vue spécial qui nous occupe). Tel est le sentiment de H. Valleroux et d'autres spécialistes.

VI. Vomitifs.

Ils agissent d'une façon toute mécanique en produisant par les contractions énergiques du pharynx et du voile du palais une sorte de massage des amygdales et une expression des produits muqueux contenus dans la portion cartilagineuse de la trompe.

Il est indiqué de les employer dans les cas de surdité catarrhale, avec engorgement de la muqueuse gutturale et sécrétion de mucus visqueux et adhérent.

On donnera la préférence à l'ipécacuanha sur le tartre stibié.

VII. Errhins.

Ils ont une action mécanique et une action physiologique.

Ils sont utiles dans l'engouement catarrhal de la trompe et son obstruction par des bouchons de mucus ; ils agissent alors mécaniquement en provoquant par l'éternument qu'ils déterminent une expiration brusque et violente d'où résulte une injection d'air dans l'oreille moyenne, ce qui, comme on le sait, facilite l'écoulement des produits qui peuvent y être accumulés.

Ils conviennent particulièrement quand il y a surdité catarrhale avec sécheresse de la pituitaire et de la trompe. C'est alors en congestionnant la membrane de Schneider et en y produisant un flux sécrétoire plus ou moins abondant, qu'ils agissent.

Il ne faut pas oublier qu'un éternument violent peut rompre la membrane du tympan.

Les errhins les plus usités sont : la poudre d'asarum, de bétoine, de Saint-Ange ; on y a du reste rarement recours (1).

---

(1) *Voy.* un travail de M. Max Simon, sur la médication errhine, *Bull. gén. de thérap.*, t. I, p. 9, 1851.

Voici une formule de poudre sternutatoire :

Pr. : Marjolaine. . . . . ⎫
     Lavande. . . . . . ⎬ aa 4 grammes.
     Sucre en poudre. . . ⎭
     Fl. de muguet. . . . . . 2 grammes.
     Ess. de bergamotte. . . . 2 gouttes.

Prendre une prise de temps à autre dans le courant de la journée.

MOYENS CHIRURGICAUX

I. Cathétérisme de la trompe d'Eustache.

Le cathétérisme de la trompe d'Eustache est une opération qui a pour but de prolonger ce conduit jusqu'à l'extérieur et de permettre ainsi au chirurgien d'y faire pénétrer des gaz, des liquides, des bougies, etc., destinés à agir sur la trompe elle-même ou sur la caisse du tympan.

C'est une opération délicate, exigeant une parfaite connaissance des données anatomiques sur lesquelles reposent les différents temps de son exécution, une grande légèreté de main pour ne point faire souffrir le patient, et, par-dessus tout, une dextérité et une habitude qui ne s'acquièrent que par la répétition fréquente de la manœuvre à l'amphithéâtre, sur soi et sur les malades.

Or, il est peu de médecins qui réunissent toutes ces conditions. Je leur concède les connaissances anatomiques requises, mais je leur conteste l'habitude opératoire. Cela tient sans doute à ce que la plupart n'accordent pas au cathétérisme de la trompe d'Eustache toute l'importance qu'il mérite dans le traitement d'un grand nombre de cophoses. De ce qu'on ne l'a vu pratiquer ni dans les hôpitaux ni dans les cours, on conclut à sa parfaite inutilité.

Il n'est pas un étudiant qui ne répète à satiété à l'amphithéâtre les opérations de Lisfranc et de Chopart, qu'il n'aura peut-être pas l'occasion d'appliquer une seule fois dans tout le cours de sa carrière médicale ; par contre, pas un ne songe à s'exercer au cathétérisme de la trompe d'Eustache, dont les indications se présentent journellement.

C'est cependant une opération d'une incontestable utilité, et qui répond à des indications précises, que nous formulerons plus loin.

Il serait donc à désirer qu'un plus grand nombre de médecins se livrât à cette pratique.

Données anatomiques.

L'oreille moyenne communique avec le pharynx par un canal ostéo-cartilagineux, long de 3 centimètres et demi environ ; — l'orifice pharyngien de ce conduit siége exactement à l'extrémité postérieure du méat inférieur et un peu au-dessus du niveau du plancher des fosses nasales ; — cette embouchure ou pavillon est formée de deux lèvres verticalement dirigées et dont la postérieure présente un bourrelet

6.

cartilagineux assez saillant chez l'adulte, mais insensible chez l'enfant ; — la ligne menée d'un pavillon à l'autre est presque tangente au bord postérieur de la cloison du nez ; — la ligne horizontale, menée d'arrière en avant par l'embouchure de la trompe, passe par la fossette de Rosenmuller, et un peu au-dessous du point d'insertion du cornet inférieur, sur la paroi externe des fosses nasales.

Quant aux dimensions de la trompe sur lesquelles tous les auteurs insistent si minutieusement, il suffira de savoir qu'à partir d'un centimètre de son embouchure pharyngienne, il est difficile d'y faire pénétrer des sondes ou des bougies de plus d'un millimètre de diamètre. (V. pour plus de détails tous les traités d'anatomie descriptive.)

Instrumentation.

On se sert, pour cathétériser la trompe d'Eustache, de sondes *rigides* ou *flexibles*.

Les sondes rigides sont d'ordinaire en argent ou en maillechort.

Les sondes flexibles sont en caoutchouc durci ou en gomme ; les sondes en gomme exigent l'emploi d'un mandrin, qui leur donne le degré de résistance nécessaire à leur application.

Toutes ces sondes ont à peu près la même longueur qui ne dépasse guère quinze centimètres.

Elles varient entre elles par le calibre, la courbure du bec, la forme du pavillon et quelques autres détails d'une importance secondaire.

Sondes métalliques.

Elles sont en argent et d'un calibre qui varie avec chaque praticien.

Il est bon d'en avoir de différentes grosseurs pour qu'elles puissent s'adapter à la capacité du méat inférieur qui n'est pas la même chez tous les sujets.

Si les conditions locales le permettent, on obtiendra un effet d'autant plus favorable que la sonde introduite sera plus épaisse (Troltsch).

Itard et Kramer employaient des cathéters volumineux.

Triquet avait une collection de six sondes de numéros différents.

M. Bonnafont se sert de sondes ayant un calibre moyen de 2 à 3 millimètres environ.

Pour Troltsch (1), trois sondes différentes suffisent en général : les deux premières ont à l'extrémité un diamètre de 4 millimètres et une lumière de 3 millimètres ; la troisième, destinée aux enfants et aux personnes à méat très-étroit, ne mesure que 3 millimètres à l'extrémité, et l'ouverture n'a que 2 millimètres.

(1) *Mal. de l'oreille*, trad. Sengel, p. 61.

Le bec de toutes ces sondes est muni d'un petit renflement olivaire destiné à le rendre moins blessant.

Le pavillon doit être largement ouvert (7 à 8 millimètres environ), pour pouvoir y adapter facilement l'embout de la poire à insufflation. Deux anneaux ou oreilles garnissent cette extrémité de la sonde et sont disposés dans un plan perpendiculaire au plan de la courbure : ces appendices rendent l'instrument plus facile à manier et donnent au chirurgien la notion exacte de la position qu'occupe le bec de l'algalie, une fois qu'il a pénétré dans la profondeur des cavités nasales.

Ces sondes sont parfois graduées; ce qui est au moins inutile.

La lumière de ces tubes doit toujours être suffisante pour admettre une bougie fine.

Un médecin anglais, E. Bischop, a proposé d'adapter, sur l'orifice pharyngien des algalies, une toile métallique très-fine pour assurer la pulvérisation des liquides que l'on injecte dans l'oreille. (V. plus loin, *Inj. de liq. pulv.*)

De la courbure qu'il convient de donner aux sondes.

Un point essentiel dans la construction de ces instruments, c'est le degré de courbure qu'il convient de leur donner. Ici encore nous voyons la plus grande divergence régner entre les spécialistes.

Les uns emploient des sondes à grande courbure (Troltsch, Bonnafont) ; d'autres, comme Triquet, conseillent d'adopter de très-faibles courbures.

Tous les auteurs invoquent en faveur de la forme et du degré de courbure de leurs sondes des raisons anatomiques ; ce n'est en somme qu'une question de procédés.

Saissy employait des sondes à triple courbure, d'un usage douloureux et difficile.

La sonde de Boyer avait une courbure de 36 degrés ne comprenant que 14 millimètres de la longueur totale de l'instrument.

Gairal a proposé une courbure de 45 degrés, portant sur une portion de la sonde longue de 5 centimètres et demi.

Triquet a réduit cette incurvation dans des proportions telles qu'elle ne porte que sur 6 millimètres de la longueur de l'instrument, et que le bec ne s'écarte pas à plus de 3 à 4 millimètres de l'axe (1).

M. Bonnafont a adopté depuis longtemps des sondes coudées à 30 degrés environ, courbure répartie sur 3 centimètres de la longueur totale de l'instrument.

(1) Malgaigne, *Manuel de méd. op.*, 7e éd., 1861, p. 432.

C'est, je crois, la forme la plus favorable, et celle que j'ai adoptée dans ma pratique.

Il faut au moins trois modèles de ces dernières :

Le n° 1 sera la sonde type et d'un usage courant pour les adultes et les personnes ayant le méat inférieur normalement disposé ;

Le n° 2 aura une longueur de bec moindre de 5 à 6 millimètres que le n° 1 ;

Le n° 3 aura une partie courbe plus courte que le n° 2 de 5 millimètres.

Sondes flexibles.

Elles sont en gomme ou en caoutchouc durci.

(a) Sondes en gomme.

Préconisées par Deleau père, elles sont d'un usage difficile et compliqué.

Elles nécessitent l'emploi d'un mandrin pour leur donner le degré de rigidité nécessaire à leur introduction, — mandrin qu'il faut retirer une fois qu'on est parvenu dans la trompe, ce qui expose à dégager en même temps le bec de la sonde du conduit guttural de l'oreille, accident qui nécessite une nouvelle application. — On a bien dit que ces sondes pouvaient être enfoncées plus avant dans la trompe que les sondes en métal ; qu'elles étaient plus facilement supportées par les malades, etc., etc.; mais ces quelques avantages ne compensent pas sans doute les sérieux inconvénients qu'on leur a reconnus, car les otologistes allemands et français ont pour la plupart renoncé à s'en servir, et préfèrent de beaucoup les sondes rigides.

Cependant, M. H. Valleroux est resté fidèle au système Deleau.

(b) Sondes en caoutchouc durci.

S'il est parfois indiqué de recourir à l'usage des sondes flexibles, c'est aux sondes en caoutchouc durci proposées par Politzer qu'il faut donner la préférence.

Elles offrent une résistance suffisante pour être appliquées sans mandrin.

Elles sont d'un contact très-doux pour la pituitaire et aussi faciles à manœuvrer que les sondes métalliques. Malheureusement, elles sont fragiles et peuvent se rompre dans le cours d'une opération (Troltsch).

Elles ont une forme parfaitement cylindrique; un diamètre de 4 millimètres environ, avec une lumière de 3 millimètres, une courbure fixe, un pavillon bien évasé, garni d'un anneau disposé dans le plan de la partie coudée. En un mot, elles réunissent toutes les conditions des sondes métalliques avec un peu moins de rigidité.

Cathétérisme direct. — Manuel opératoire.

Il existe deux *méthodes* pour cathétériser la trompe d'Eustache, et de nombreux *procédés*.

A. Première méthode ou méthode de Guyot.

Consiste à introduire la sonde par la bouche. N'est plus usitée. Est cependant applicable dans certains cas de fissure palatine, où il est possible d'apercevoir par la bouche l'orifice des trompes. On évite ainsi au malade le désagrément de l'introduction par le nez, qui est, du reste, rendue difficile par diverses conditions anatomiques accompagnant ces sortes de lésions.

B. Deuxième méthode ou méthode de Douglas et Cléland.

Dans cette méthode, c'est par le nez qu'on fait passer l'algalie pour pénétrer jusque dans la trompe.

Elle comporte treize procédés différents désignés chacun par le nom de leur auteur.

Points de repère.

Il n'y en a qu'un seul qui soit constant, c'est le bourrelet cartilagineux qui garnit la lèvre posté-

rieure de l'embouchure de la trompe, encore manque-
t-il chez les enfants.

Les repères fournis par la mensuration sont tellement variables avec les dispositions individuelles, qu'il est souvent difficile, pour ne pas dire impossible, de les mettre à profit.

Le bord postérieur de la cloison nasale, la limite postérieure de la voûte palatine osseuse, de la paroi externe du méat inférieur, de l'angle formé par le cornet inférieur et la paroi externe du méat ; tel est, je crois, le contingent des repères anatomiques fournis par les divers inventeurs de procédés.

Classification des procédés.

On trouve, ai-je dit, dans les auteurs spéciaux, treize procédés décrits sous le nom de :

Procédés de Boyer, de Saissy, d'Itard, de Kramer, de Deleau (1er procédé), de Deleau (2e procédé), de Gairal, de Bonnafont, de Ménière, de Giampietro, de Toynbee, d'Yearsley, de Troltsch, de Triquet.

Ne voulant pas entrer dans le détail de chacun d'eux, ce qui m'entraînerait trop loin et serait de peu d'utilité, je vais tenter de les ranger en catégories, d'après l'indication essentielle qui semble les caractériser aux yeux de leurs auteurs.

1re *catégorie.* — Comprend les procédés dans les-

quels on cherche à reconnaître le bourrelet postérieur de l'embouchure de la trompe, par un mouvement d'arrière en avant du bec de l'algalie : Kramer,
Bonnafont, Ménière, Yearsley, Troltsch.

2ᵉ *catégorie*. — Comprend les procédés dans lesquels on cherche à pénétrer d'emblée dans la trompe,
à l'aide d'un mouvement de rotation, variable avec
chaque auteur, imprimé à la sonde aussitôt qu'on
sent manquer la voûte palatine sur laquelle elle appuie : Gairal, divers auteurs.

3ᵉ *catégorie*. — Comprend les procédés basés sur la
mensuration préalable de la profondeur probable de
la trompe. Itard, Deleau.

4ᵉ *catégorie*. — Comprend les procédés basés sur
des repères anatomiques autres que le bourrelet postérieur de l'orifice pharyngien de la trompe : bord
postérieur de la cloison. (Giampietro, Deleau père ;
2ᵉ procédé).—Cannelure formée par l'insertion du cornet inférieur sur la paroi externe du nez. (Triquet.)

Je ne veux faire ni la critique ni l'apologie de chacun de ces procédés ; il faut qu'on sache qu'ils sont
tous bons entre les mains de personnes exercées ;
qu'il est rare qu'on puisse adopter l'un d'eux à l'ex-
clusion de tous les autres, et que le mieux est de
s'exercer fréquemment à la pratique de cette opération par tel procédé qui conviendra, et de savoir le

modifier suivant les circonstances anatomiques qui se rencontrent.

Procédé usuel.

Prendre la sonde entre l'index et le médius de la main droite, immédiatement au-dessus des deux anneaux qui garnissent le pavillon sur l'orifice duquel on place la pulpe du pouce ;

La tremper dans l'eau tiède ou la frotter vivement avec un linge, de manière à l'échauffer légèrement ;

(Éviter de l'enduire avec un corps gras ; ce qui cause toujours du dégoût au malade, et dans le cas où la narine est très-sèche, en faciliter le glissement en la trempant tout simplement dans l'eau ; — inutile de recourir au blanc d'œuf et au mucilage de gomme) ;

Se placer en face du malade ;

Refouler le lobule du nez en haut et en arrière, pour élargir l'orifice des narines (1) ;

Présenter le bec de la sonde, la concavité en bas, dans une position horizontale, et rasant le plancher du nez ;

Aussitôt la partie courbe introduite, relever la sonde, de façon que son corps devienne parallèle à la voûte palatine ;

(1) Pratiquer la rhinoscopie antérieure pour s'assurer des dispositions particulières de la cloison ou du cornet, de la largeur du méat, des obstacles qui peuvent s'y rencontrer.

Donner au plan de la courbure une inclinaison telle que le bec de l'algalie suive exactement l'angle formé par la réunion de la paroi externe du méat inférieur avec le plancher du nez, et que la convexité de la courbure appuie sur la cloison ;

Pousser rapidement l'instrument, en pressant surtout son bec sur la paroi externe du méat inférieur ;

Aussitôt que la résistance cède, tourner la sonde de telle manière que les anneaux passent par une ligne allant de la commissure labiale du côté correspondant à la narine sur laquelle on opère au milieu de l'œil, du côté opposé (Bonnafont) ;

Pousser légèrement en haut et en dehors, en prenant un point d'appui sur la cloison, de façon à engager le bec de la sonde dans la trompe ;

Si on manque l'orifice, pour une raison ou pour une autre, ne pas tâtonner, mais pousser l'instrument jusqu'à la paroi postérieure du pharynx, et revenir ensuite d'arrière en avant, en rasant, avec l'extrémité de la sonde, la paroi du pharynx, jusqu'à ce qu'on arrive à sentir le bourrelet cartilagineux ;

Continuer alors, mais très-doucement, le mouvement de retrait, en relâchant légèrement l'instrument, de manière à contourner l'obstacle, sans cesser de toucher la muqueuse ; on tombe ainsi dans la trompe ;

Il faut savoir retirer suffisamment la sonde en avant

pour éviter de prendre la fossette de Rosenmuller pour l'embouchure de la trompe.

Mais cette dernière manière est déjà moins certaine et demande uné assez grande dextérité, principalement sur les sujets jeunes, chez qui le bourrelet cartilagineux est peu ou point saillant.

Fixation de la sonde.

La sonde introduite, il s'agit de la maintenir en place un temps suffisant, et assez solidement pour pouvoir pratiquer les opérations complémentaires du cathétérisme (insufflations gazeuses, injections de liquides, introduction de bougies, etc.).

On a, à cet effet, imaginé différents appareils plus ou moins compliqués : bandage frontal (Jard, Kramer-Toynbee), pinces à fixation (Deleau, Bonnafont) ; ils sont tous inutiles. C'était l'opinion de Ménière ; c'est aussi le sentiment de Troltsch et de beaucoup d'autres spécialistes. La main gauche suffit parfaitement à remplir cet office, et voici comment : le bord cubital de la main prenant un point d'appui solide sur la racine du nez, la sonde est saisie entre le pouce et l'index, le médius reposant sur le lobule du nez; on fait alors basculer légèrement le pavillon vers la ligne médiane ; la cloison servant ainsi de soutien, on assure par cette petite manœuvre le maintien du bec de l'instrument dans l'embouchure de la trompe.

La main droite reste libre, et l'opérateur, qui a eu soin de disposer d'avance (et de ce côté) tous les instruments nécessaires, peut se livrer aux manœuvres qu'exige le cas particulier.

Le cathétérisme de la trompe d'Eustache n'est chose ni difficile pour le médecin ni douloureuse pour le malade. De part et d'autre, c'est une affaire d'habitude. Après quelques séances, le malade supporte avec la plus grande facilité l'introduction d'un instrument dans la narine, et le médecin entre dans la trompe du premier coup et sans tâtonner.

Troltsch mentionne ce fait important, à savoir, qu'il n'est pas nécessaire d'entrer bien avant dans la trompe avec le bec de la sonde : il suffit qu'il repose dans l'évasement infundibuliforme de l'ouverture gutturale (1). C'est, du reste, ce qui arrive souvent, même entre les mains des praticiens les plus exercés.

Il faut s'assurer qu'on est bien dans la trompe ; mais, quoi qu'on en ait dit, les renseignements fournis à cet égard par le toucher et la position de la sonde qu'indiquent les anneaux, sont sujets à caution, car la sensation qu'on éprouve et la position du pavillon sont les mêmes, que l'instrument soit engagé réellement dans la trompe ou qu'il soit arrêté dans une des cavités glandulaires de la fossette de Rosenmuller.

(1) *Mal. de l'oreille*, p. 61.

L'introduction du doigt dans la bouche, comme l'indique M. A. Guérin (*Traité de méd. opératoire*), n'est applicable que sur le cadavre.

L'insufflation, accompagnée de l'auscultation de l'oreille, et l'introduction d'une bougie peuvent seules fournir des résultats précis ; et, à leur défaut, la rhinoscopie pharyngienne.

Cathétérisme par la narine opposée.

Se pratique quand des dispositions anatomiques particulières s'opposent au cathétérisme direct ; ou bien encore quand il est indiqué de sonder les deux trompes, et qu'on veut éviter au malade le désagrément d'une introduction successive de l'instrument dans chaque narine.

Cette opération nécessite l'emploi des sondes à courbure un peu forte (31° à 35°).

Points de repère.

Le seul sur lequel on puisse se guider utilement est le bord postérieur de la cloison, quand il n'y a pas malformation de cette partie. Il est difficile, pour ne pas dire impossible, de sentir le bourrelet cartilagineux de la trompe ; on va donc un peu au hasard, et l'habitude seule peut servir de guide.

Manuel opératoire.

Deux cas sont à considérer :

Premier Cas : Nez bien conformé. — Nécessité de sonder à droite et à gauche.

Le cathétérisme ayant été effectué d'un côté, on dégage la sonde de la trompe et on lui fait faire un mouvement de rotation tel que sa courbure vienne embrasser le bord postérieur de la cloison ; le plan de sa courbure étant maintenu horizontal, on donne à l'instrument une direction oblique telle que la partie de la sonde qui fait saillie au dehors vienne prendre point d'appui dans l'angle formé par la réunion de l'aile du nez et de la joue.

Deuxième Cas : Malformation du nez. — Nécessité de tenter le cathétérisme par le côté opposé.

Dans ce cas, il n'y a pas de points de repère certains ; on sonde en quelque sorte au jugé. Une grande habitude de l'opération fait qu'on réussit encore assez souvent. C'est dans ces cas que l'exploration rhinoscopique peut rendre de grands services.

Cathétérisme avec les sondes en gomme.

Pour les sondes en caoutchouc durci, le manuel opératoire est exactement le même qu'avec les sondes métalliques.

Quant au cathétérisme avec les sondes en gomme, la manœuvre d'introduction ne change pas, si ce n'est pour le dernier temps pendant lequel on extrait le mandrin en cherchant à pénétrer plus avant dans la trompe.

L'extraction du mandrin est une manœuvre difficile et qui expose souvent à dégager l'extrémité de l'instrument de l'orifice guttural. De là la nécessité de répéter l'opération jusqu'à réussite complète.

En France, MM. Deleau fils et H. Valleroux sont les seuls, je crois, qui continuent à se servir avec succès de ces sondes. Elles sont abandonnées en Allemagne et en Angleterre.

Cathétérisme chez les enfants.

Il est doublement difficile, en raison de l'indocilité des petits malades et du défaut de points de repère certains ; car, comme je l'ai déjà dit, le bourrelet cartilagineux de la trompe fait défaut à cet âge.

Ne pas violenter l'enfant ; pratiquer l'opération devant lui sur un autre malade déjà habitué, pour lui en démontrer l'innocuité (Bonnafont).

A défaut d'un autre malade, pratiquer l'opération sur soi-même, si on s'y est habitué ; c'est une des preuves les plus convaincantes aux yeux des enfants et des adultes pusillanimes.

7.

Précautions à prendre en sondant la trompe d'Eustache.

Ne pas tâtonner en introduisant la sonde dans la narine, sous peine de produire un chatouillement bient suivi d'éternuments et de flux de larmes.

Maintenir très-exactement le bec de la sonde sur le plancher des fosses nasales et ne pas le relever en même temps que le corps de l'instrument; on évite ainsi de pénétrer dans le méat moyen.

Aussitôt que, dans le procédé que j'ai indiqué, on sent le point d'appui du bec de la sonde manquer, tourner le cathéter en haut et en dehors.

Quand on a recours au procédé d'introduction par voie rétrograde, ne pas confondre la fossette de Rosenmuller avec l'évasement pharyngien de la trompe, ce qui s'évite en ramenant suffisamment la sonde en avant.

Accidents du cathétérisme.

Éternuments qui empêchent de faire avancer l'instrument dans le nez. S'évitent en employant les précautions indiquées ci-dessus et en procédant rapidement.

Larmoiement. Sentiment de douleur frontale. S'évitent difficilement au début d'un traitement. Cependant, plus la main du chirurgien est légère et sûre, et moins ces phénomènes sont accentués.

Epistaxis. Accident assez rare ; est parfois la conséquence d'une opération faite brutalement.

Mouvements de vomiturition. S'évitent en ne tâtonnant pas dans la gorge.

Constriction spasmodique du pharynx. Quelquefois telle qu'elle empêche de manœuvrer la sonde ; laisser l'instrument en place et attendre ; le spasme d'ordinaire cesse assez vite.

Indications et contre-indications du cathétérisme.

Le cathétérisme de la trompe d'Eustache est tout à la fois un moyen de diagnostic et un moyen de traitement.

Depuis l'invention du procédé de Politzer pour rendre la trompe perméable, il est plus rarement indiqué de recourir à cette opération ; elle reste néanmoins utile dans bien des cas, soit qu'on veuille s'assurer de la perméabilité de la trompe, du degré d'humidité de ses parois, de l'état de la caisse, de la densité et de la quantité de liquide qui peut y être accumulé, de la souplesse du tympan et de ses adhérences avec la paroi interne de la caisse (en s'aidant, bien entendu, de l'insufflation et de l'exploration avec l'otoscope, ou le spéculum et le miroir) ; soit pour passer une bougie dans la trompe et acquérir ainsi des notions sur le degré d'étroitesse du conduit, sur le point où siégent le ou les rétrécissements, etc., etc. ; soit encore pour injecter des liquides variés, en nature ou à l'état de poussière ; soit enfin pour faire le vide dans la caisse et en évacuer ainsi le contenu, comme l'ont indiqué Ménière, Bonnafont, Robinson et Turnbull, Triquet.

Le cathétérisme est contre-indiqué dans les cas de pharyngite, de rhinite, d'otite aiguës ; cependant Troltsch dit s'en être bien trouvé, même dans les cas d'inflammations aiguës de la caisse d'origine catarrhale et même consécutives aux fièvres graves.

Cathétérisme forcé.

Je mentionne pour mémoire le cathétérisme forcé, proposé par Saissy, qui avait imaginé à cet effet une sonde à dard. C'est une opération dangereuse et dont les indications sont loin d'être faciles à établir. Elle est, du reste, abandonnée depuis longtemps par tous les praticiens.

II. Évacuation des liquides contenus dans l'oreille moyenne.

Ménière avait conçu l'idée d'évacuer la caisse des liquides qu'elle pouvait contenir en faisant le vide à travers un cathéter préalablement placé dans la trompe.

En 1843, M. Bonnafont (1) appliqua ce procédé sur un de ses clients et fit à cet effet construire une pompe aspirante assez puissante ; le succès couronna cette tentative qui renouvelée sur d'autres malades fut loin de donner d'aussi beaux résultats.

Triquet (2) attribue un procédé analogue à Turnbull et Robinson, et le mit, dit-il, en usage plusieurs fois avec succès.

Je crois que, quand il est indiqué d'évacuer les liquides accumulés dans la caisse et que le cathétérisme avec insufflation et dilatation est reconnu insuffisant, la perforation du tympan sera toujours préférable à l'évacuation par aspiration à travers la trompe.

III. Insufflations gazeuses.

Elles consistent à faire pénétrer dans l'oreille moyenne de l'air atmosphérique pur ou chargé de principes médicamenteux ou encore certaines substances volatiles réduites à l'état de vapeur.

C'est à Deleau père que revient tout l'honneur de la découverte des heureuses applications que l'on peut faire des douches d'air au traitement de certaines surdités.

(1) *Traité pratique*, p. 91.
(2) *Traité pratique*, p. 252. — *Gaz. méd. de Paris*, 1851, p. 328,

Les insufflations gazeuses sont simples (atmosphériques) ou médicamenteuses.

On les pratique soit avec un appareil à air comprimé, procédé à peu près abandonné, soit avec une poire ou soufflet en caoutchouc qu'on comprime avec la main ; soit encore avec la bouche qu'on fait communiquer avec la sonde à l'aide d'un tube en caoutchouc. Ce dernier procédé est, il faut le dire, peu ragoûtant pour le malade.

(a). Des appareils à air comprimé.

Ils ont été longtemps et sont encore employés par quelques spécialistes.

On conçoit facilement leur mécanisme : à l'aide d'une pompe foulante, on condense, à telle pression que l'on désire, de l'air ou tout autre gaz, dans un réservoir muni d'un orifice d'écoulement à robinet. La sonde une fois introduite, son pavillon est mis en communication avec le réservoir à l'aide d'un tube élastique. — On ouvre alors le robinet, le gaz comprimé s'échappe et pénètre avec une violence proportionnelle à la pression qu'il supporte, dans la trompe et dans la caisse.

C'est un moyen dangereux, compliqué, qui expose aux ruptures du tympan.

(b). Des poires à insufflations.

Elles sont entrées depuis longtemps dans la pratique ; elles sont surtout faciles à manier, n'exposent pas aux mêmes dangers que les appareils précédents et rendent d'aussi bons services.

On s'en sert non-seulement pour pratiquer les douches d'air, mais encore pour insuffler les vapeurs médicamenteuses et injecter des liquides dans la caisse.

Sphériques ou piriformes, d'un volume variable, elles sont en caoutchouc vulcanisé ou en caoutchouc noir, dit caoutchouc anglais. — On les garnit d'un embout en ivoire, en corne, en bois, en métal, en caoutchouc durci, etc., qui puisse s'adapter au pavillon de la sonde, soit directement, soit par l'intermédiaire d'un tube élastique.—Il y en a avec soupapes, réservoir, etc.

Il faut préférer les poires un peu volumineuses et de forme allongée : le caoutchouc anglais est préférable au caoutchouc vulcanisé, parce qu'il est plus élasque, et qu'il ne fournit pas comme ce dernier une fine poussière de soufre qui se sépare de ses parois chaque fois qu'on vient à les froisser. L'embout doit être simple, en bois ou en caoutchouc durci et s'adaptant à frottement doux au pavillon des sondes.

Manière de pratiquer une insufflation.

Les détails qui vont suivre pourront paraître puérils ; je les crois cependant nécessaires, car j'ai vu plus d'un débutant se tirer fort mal de cette petite opération.

La sonde étant maintenue solidement en place à l'aide de la main gauche, la poire est saisie de la main droite, qui l'embrasse le plus possible et de telle façon que le fond de l'instrument corresponde non pas à la paume de la main comme on serait tenté de le faire, mais bien à l'intervalle qui sépare le pouce de l'index ; — toute la surface de la main doit être en contact avec la surface de la poire (le pouce au-dessous et les autres doigts au-dessus); — l'embout étant placé dans le pavillon de la sonde, on exercera une compression brusque et énergique, jusqu'à effacer complétement la cavité de la poire et à amener ses parois opposées au contact.

Si l'on a eu soin de saisir l'instrument comme je viens de l'indiquer, on évite, au moment où l'on ferme la main, le mouvement de bascule de l'embout, mouvement qui se transmet à la trompe par la sonde, et produit une impression pénible au patient.

L'insufflation faite, on maintient la poire comprimée, et on la dégage du pavillon de la sonde pour lui laisser reprendre son volume primitif.

En négligeant cette dernière précaution, on s'expose à produire l'effet inverse de celui qu'on désire obtenir ; car la bulle en caoutchouc en revenant sur elle-même exerce une aspiration assez forte pour débarrasser l'oreille moyenne du gaz qu'on y a insufflé.

Insufflations de gaz médicamenteux.

Elles se font exactement comme les insufflations d'air atmosphérique. Il me reste à faire connaître quels sont les procédés usités pour introduire ces gaz dans la poire à insufflation.

Les fabricants français ont imaginé d'adapter au soufflet de caoutchouc un cylindre métallique renfermant une éponge qu'on imprègne du liquide à volatiliser, et placé de telle façon que le courant d'air produit par la compression de la poire traverse ce réservoir avant que d'arriver dans la sonde. — C'est une modification plus ingénieuse qu'utile.

Je préfère de beaucoup le procédé suivant : la poire étant comprimée, on approche de son orifice une pipette renfermant la quantité de liquide volatil (éther, chloroforme, etc.) à injecter, et on l'aspire en laissant l'instrument obéir à l'élasticité de ses parois. Le courant d'air ainsi produit suffit à vaporiser presque complétement le médicament ; la chaleur de la main fait le reste.

C'est en exerçant une pareille aspiration qu'on remplit la capacité de l'appareil des gaz ou des vapeurs à injecter.

Les insufflations usitées sont celles d'éther, de chloroforme, de vapeur de benjoin, de myrrhe, de baume de Tolu, de baume du Pérou, de résine animé, de camphre, de térébenthine, de vapeurs provenant d'une infusion de thym ou de lavande, de vapeurs d'eau de goudron, d'eau iodée, d'iode, d'acide acétique, de gaz ammoniac, d'acide carbonique, de protoxyde d'azote, etc.

Précautions à prendre quand on pratique des insufflations gazeuses dans l'oreille.

S'assurer tout d'abord qu'on est bien dans la trompe et qu'elle est perméable, telle est la première et la plus importante des précautions à prendre. — Recourir dans ce but à la douche d'air et ausculter l'oreille à l'aide de l'otoscope de Toynbee.

Les insufflations seront faites avec beaucoup de prudence et de modération chez les sujets atteints d'une phlegmasie aiguë ou chronique du tympan, d'un amincissement ou d'un état calcaire de cette membrane qu'une injection gazeuse trop énergique peut rompre, accident qui est arrivé entre les mains de M. Bonnafont (cas du maréchal R.) et de Pagenstecher.

Il faut s'abstenir de toute insufflation quand on croit avoir blessé la muqueuse, car on s'expose à produire un emphysème pharyngo-laryngé, accident rare, il est vrai, mais qui présente une haute gravité. Il n'est du reste à craindre qu'à la suite d'un cathétérisme brutal avec engagement du bec de la sonde dans le tissu cellulaire sous-muqueux.

Indications des douches d'air.

Elles sont nécessaires pour s'assurer qu'on est dans la trompe ; — dans toutes les affections catarrhales de la trompe et de la caisse ; — dans les perforations du tympan avec réplétion du tambour pour chasser les liquides qui s'y trouvent accumulés ; — pour faire pénétrer une instillation simple ou médicamenteuse (quand la membrane du tympan est perforée) dans la caisse et dans la trompe (V. instillations) ; dans les cas d'affaissement du tympan, d'ankylose des osselets.

Indications des douches médicamenteuses.

Chloroforme, éther acétique, éther chlorhydrique, éther sulfurique, benzoïque, etc., dans les bourdonnements non liés à un état congestif de la tête, les surdités nerveuses, les otalgies ; — vapeurs résineuses dans les affections catarrhales de l'oreille moyenne (H. Valleroux) ; — vapeurs de chlorhydrate d'ammoniaque à l'état naissant quand il y a hypérémie avec gonflement du tissu et sécrétion du mucus, dans la trompe ou dans la caisse (Troltsch) ; — vapeurs d'eau tiède additionnée ou non d'Iode, quand les parties sont sèches ou épaissies (Troltsch).

Je crois qu'il serait bon d'essayer contre les bourdonnements qui ne sont pas dus à un état congestif de l'oreille interne, des douches d'acide carbonique, de protoxyde d'azote.

Je veux indiquer un artifice qui réussit très-bien dans les cas où les injections de gaz, de liquides, ne pénètrent pas dans la trompe, cas très-fréquents du reste, où le bec de la sonde dépasse à peine l'orifice pharyngien du conduit guttural; il consiste à faire exécuter au malade un mouvement de déglutition au moment où l'on comprime la poire à insufflation, la trompe devient alors béante et le gaz ou le liquide s'y engage en plus ou moins grande quantité.

L'étude du procédé de Politzer fera mieux comprendre encore l'importance de ce moyen.

Contre-indications.

Ce sont la rhinite, la pharyngite, l'otite aiguë, l'otalgie. — Ces contre-indications n'ont rien d'absolu.

IV. Procédé de Politzer pour injecter de l'air ou des vapeurs médicamenteuses dans la trompe d'Eustache et la caisse du tympan.

Pénétré de l'importance des injections gazeuses dans l'oreille moyenne, et désireux de mettre à la portée de tous les praticiens et même des malades un moyen simple et facile de les pratiquer, un savant spécialiste allemand, Politzer (de Vienne), imagina, il y a quelques années, le procédé qui porte son nom (1).

Certes, il n'est point entré dans la pensée de Politzer de faire de sa méthode un moyen unique et applicable indistinctement au traitement de toutes les formes de surdité; le cathétérisme avec la sonde conserve ses droits; mais les indications de l'employer sont restreintes, et c'est là un grand progrès.

Connu en Allemagne depuis la publication de son inventeur, ce procédé y est mis tous les jours en pratique par les spécialistes les plus célèbres. Il en est de même en Angleterre. Je le crois encore peu usité en France, où M. Simon Duplay (2) est le premier qui ait appelé l'attention du public médical sur l'importance de ce moyen thérapeutique et sur la manière de l'appliquer.

M. B. Lœwenberg (3), dans la préface de sa Thèse, en dit quelques mots à propos des progrès récemment réalisés en otiatrique.

On trouve enfin des détails plus précis, bien qu'en-

(1) J'ai publié, dans le *Bull. gén. de thérapeutique*, un mémoire sur le procédé de Politzer.—Ce chapitre en est la reproduction presque textuelle (*Bull. de thérap.*, n° du 29 février 1868).

(2) *Arch. gén. de méd.*, t. II, 1866. *Revue critique*, p. 725.

(3) *La lame spirale du limaçon de l'oreille de l'homme et des mammifères*. Paris, 1867, G. Baillère.

core très-succincts, dans la récente publication du *Traité des maladies de l'oreille*, de Von Troltsch, traduit de l'allemand par Sengel (de Forbach) (1).

L'orifice pharyngien de la trompe s'ouvre largement à chaque mouvement de déglutition.

Tel est le fait physiologique qui sert de base à la méthode. Troltsch (2) le démontre anatomiquement et indique le muscle péristaphylin externe comme en étant le principal agent. La rhinoscopie permet en outre de le constater de la manière la plus évidente (3).

Voyons de suite quelles sont les conséquences de cette donnée :

1° Dans l'état normal, à chaque déglutition, la trompe devenant béante, l'air de la caisse se renouvelle incessamment ;

2° Quand on déglutit en se pinçant les narines, de manière à empêcher la communication de la partie

(1) V. aussi la thèse de M. E. Ménière, Paris, 1868, p. 51.

(2) *Mal. de l'oreille*, par Von Troltsch, trad. Sengel, p. 66. Paris, 1868.

(3) *Loc. cit.*, p. 56.

V. un mémoire de Lœwenberg, publié dans les *Archives spéciales d'otologie*, II, p. 103-135 : Sur l'utilisation de la rhinoscopie et d'une nouvelle douche naso-pharyngienne pour le diagnostic et le traitement des maladies de l'oreille et de la cavité pharyngo-nasale.

supérieure du pharynx avec l'air extérieur, la pression diminuant, la caisse se vide ; d'où la sensation particulière que l'on éprouve alors dans l'oreille et l'affaissement du tympan, qu'il est facile de constater par l'exploration directe de cette membrane ;

3° Quand, dans le cathétérisme de la trompe, on ne peut faire pénétrer complétement le bec de l'algalie dans l'orifice pharyngien de ce conduit, on facilite de beaucoup le succès de l'insufflation en conseillant au malade de déglutir au moment même où l'on vient à comprimer la bulle de caoutchouc ;

4° C'est en mettant à profit la connaissance de ce fait important, que Politzer a créé le procédé qui porte son nom, et qui est de beaucoup supérieur à celui de Valsalva, auquel on a voulu, mais à tort, l'assimiler complétement.

En effet, l'expérience de Valsalva consiste à faire une expiration forcée, la bouche et le nez étant clos ; mais, outre que peu de personnes savent bien l'exécuter (les enfants surtout sont dans ce cas), la trompe n'étant pas rendue béante, on n'obtient qu'une faible pénétration d'air dans la caisse, et on est privé du bénéfice des injections de vapeurs médicamenteuses.

Procédé de Politzer proprement dit.

Politzer se sert d'une poire en caoutchouc noir d'une assez grande capacité, garnie d'un ajutage en bois ou en corne, auquel il adapte, à l'aide d'un petit manchon élastique, un tube en caoutchouc durci recourbé à son extrémité.

Le malade prend une gorgée d'eau.

La partie recourbée de la sonde est introduite le long du plancher des fosses nasales, dans l'une ou l'autre narine, mais de préférence du côté affecté, s'il n'y a qu'une oreille malade. Cela fait, la balle élastique étant tenue de la main droite, on pince les narines sur le tube avec le pouce et l'index de la main gauche, et on commande au malade d'avaler. Il faut saisir l'instant où la déglutition commence et où, par conséquent, la trompe devient béante, pour comprimer avec force la poire et injecter ainsi l'air ou les vapeurs médicamenteuses dans l'oreille moyenne.

On le voit, la chose est des plus simples; mais elle offre cependant quelques difficultés que je vais faire connaître et dont on se rend aisément maître après quelques exercices :

1° Si l'on comprime la poire un peu avant ou un peu après le moment de la déglutition où la trompe offre son maximum de dilatation, on échoue infailliblement. Règle générale : ne pas opérer l'injection en même temps que l'on commande au malade d'avaler; mais suivre tous ses mouvements et n'agir qu'à l'instant précis où la déglutition est déjà en train de s'accomplir;

2° La compression trop lente de la poire ne produit aucun résultat ;

3° Sa compression brusque et trop énergique peut, dans certaines circonstances, amener la rupture du tympan (Pagenstecher) ;

4° Aussitôt l'effet produit, il faut lâcher les narines et retirer l'instrument, la poire restant comprimée, sous peine de voir l'effet qu'on recherchait anéanti par l'aspiration qu'elle exercerait en reprenant son volume primitif; en outre, on ramènerait ainsi dans le tube le mucus accumulé dans le nez;

5° Il faut éviter de tordre le nez en comprimant les narines, ce que font les commençants; c'est une chose désagréable toujours et parfois douloureuse.

Modifications du procédé de Politzer.

Quelques modifications ont été apportées au procédé de Politzer, et quoiqu'elles n'offrent pas une grande importance pratique, je veux néanmoins les faire connaître.

L'introduction d'un tube recourbé, dur et résistant dans l'une ou l'autre narine, ne laisse pas que d'être parfois pénible, et même douloureuse, chez quelques malades délicats; et pour peu que l'on comprime les narines avec une certaine force, une épistaxis peut se produire. Pour obvier à cet inconvénient et rendre la manœuvre plus inoffensive et plus simple,

il suffit de garnir l'embout de la poire à insufflation d'un petit tube en caoutchouc vulcanisé, de
3 centimètres et demi environ de longueur. L'introduction de ce tube élastique se fait sans douleur
et sans danger de léser la muqueuse de Schneider.
Une précaution à prendre, c'est de ne point comprimer les ailes du nez de façon à effacer complétement
le calibre du tube.

Cette modification a surtout une grande importance au point de vue de la propreté. Le malade em-
porte et garde ce petit ajutage et doit le représenter à
chaque consultation.

Pour éviter de chatouiller désagréablement le patient et de causer l'éternument et le larmoiement,
qui en sont la conséquence, il faut porter rapidement
le tube en caoutchouc dans le nez, en suivant une
direction à peu près horizontale ; on pénètre ainsi
facilement dans le méat inférieur, sans aller se heur-
ter sur la voûte nasale.

Mais il est des circonstances où l'embout élastique
est d'une application difficile, et où il faut nécessai-
rement recourir au tube de Politzer ; on peut alors
rendre cet instrument moins blessant en le garnis-
sant d'un petit appareil en caoutchouc semblable au
précédent, s'adaptant à frottement doux, et qu'on
laisse déborder de 2 à 3 millimètres.

Il est facile, à l'aide du procédé que je viens de décrire, d'injecter dans l'oreille moyenne, non-seulement de l'air atmosphérique, mais encore des vapeurs médicamenteuses, dont on variera la nature suivant les indications.

Si, par exemple, on veut insuffler des vapeurs de chloroforme, on prend, à l'aide d'une pipette, quelques gouttes de ce liquide, on comprime la poire, et la pipette étant approchée de son orifice, on laisse la balle élastique reprendre son volume primitif, l'aspiration qui se produit alors suffit à vaporiser le chloroforme. On agira de même pour toutes les substances médicamenteuses volatiles, les seules, du reste, qu'on puisse injecter de cette façon.

Précautions à prendre avant l'opération.

Il est utile de faire moucher le malade avant que d'opérer, et la raison en est facile à comprendre.

On se trouvera bien également de le soumettre, dans certains cas, à la douche liquide naso-pharyngienne, indiquée par Weber (1). Cette manœuvre préalable a pour effet de débarrasser l'orifice pharyngien de la trompe du mucus, plus ou moins concret, qui pourrait s'y être accumulé et qui entraverait la pénétration de l'air dans la caisse.

(1) Il faut, pour ces injections, se servir d'eau tiède légèrement salée.

Certaines personnes, et plus particulièrement les enfants, rejettent violemment l'eau qu'on veut leur faire ingérer au moment où l'on comprime la poire à injection ; il faut, en pareil cas, se placer de côté pour ne pas être inondé, et chercher à éviter ce petit accident en apportant plus de douceur dans l'exécution du procédé (Lœwenberg) (1).

Pour s'assurer de la pénétration dans la trompe et dans la caisse du gaz que l'on injecte, il est bon de se servir de l'otoscope de Toynbee, dont **un** bout est placé dans l'oreille du patient et l'autre dans celle du médecin. Cependant je dois dire qu'il faut une grande habitude de l'auscultation de l'oreille pour distinguer le bruit qui se passe dans la caisse au milieu du tapage produit dans le pharynx par la déglutition.

On peut d'ailleurs s'en rapporter au dire du malade, qui, s'il est suffisamment intelligent et averti, annonce qu'il a ressenti un certain choc dans l'oreille.

Il est possible également de suivre à l'aide d'un spéculum et d'un bon éclairage les modifications de courbure du tympan.

S'il existe une perforation et que la trompe soit

(1) Il est facile, chez les enfants, d'appliquer le procédé de Politzer, sans faire déglutir ; il suffit de pincer fortement les narines sur l'instrument et de comprimer énergiquement la poire (Troltsch).

perméable, toutes ces précautions sont inutiles, et un sifflement aigu et prolongé, plus ou moins sec ou plus ou moins crépitant, annonce au médecin qu'il a pleinement réussi dans sa tentative.

Indications et contre-indications à l'emploi du procédé de Politzer.

On ne peut dire que le procédé de Politzer soit applicable à tous les cas de cophose où le cathétérisme semble indiqué, ce serait aller trop loin.

Cependant, comme l'insufflation de l'air dans la caisse offre de grands avantages au point de vue du diagnostic; comme, d'autre part, l'injection de Politzer est d'une innocuité parfaite, d'une application facile et exempte de désagréments pour le malade, il s'ensuit qu'on pourra toujours, en agissant avec une sage modération et d'après les préceptes que j'ai énoncés, l'appliquer à tous les cas de cophose qui paraissent se rattacher à une affection catarrhale de l'oreille moyenne.

Ainsi donc, l'emploi thérapeutique de ce procédé sera toujours justifié dans les cas de catarrhe chronique de la trompe; cas très-fréquents, du reste, et dans lesquels le procédé de Politzer fait merveille. En effet, il arrive d'ordinaire que, dans le catarrhe de la trompe, le calibre de ce conduit est obstrué par un mucus visqueux qui fait adhérer ses parois dans sa portion fibro-cartilagineuse et en oblitère la lumière dans sa partie osseuse ; l'air ne peut, par conséquent, se renouveler dans la caisse, dont la muqueuse, de son côté, participe plus ou moins de l'inflammation de la trompe ; il se résorbe donc, et le tympan, obéissant à la pression extérieure, s'excave de plus en plus et tend à toucher le promontoire, avec lequel il ne tarde pas à contracter des adhérences. Les osselets, gênés dans leurs mouvements, peuvent s'ankyloser ou perdre la majeure partie de leur mobilité. Le mucus sécrété dans la caisse, ne trouvant point d'issue par la trompe, dont la muqueuse est épaissie et le calibre effacé, s'accumule sans cesse ; il en résulte une cophose plus ou moins intense et des bourdonnements des plus incommodes. Le moindre des accidents qui puisse arriver est la perforation du tympan. Rendez la trompe perméable, et le mucus qui y est contenu s'écoulera dans le pharynx, la caisse se videra par la trompe désobstruée, le tympan s'écartera du promontoire, l'air de la caisse sera mis en équilibre de pression avec l'air extérieur, les osselets reprendront leur jeu et l'ouïe sera améliorée, sinon rendue dans sa totalité.

Il suffit pour cela de donner la douche de Politzer ; pas n'est besoin du cathétérisme.

Le procédé de Politzer est fort utile dans le traitement des suppurations de l'oreille avec perforation du tympan. Il complète l'effet des injections détersives en chassant le muco-pus qui s'accumule sans cesse sur le plancher de la caisse et qui ne peut s'écouler ni par la trompe ni par le conduit auditif externe sans recourir à cette manœuvre. Triquet a, en effet, démontré que la paroi inférieure de la caisse était située au-dessous du niveau du cercle tympanal ; ce qui explique l'accumulation du pus dans cette région, circonstance qui ne laisse pas que d'avoir de nombreux inconvénients.

Si, dans les cas de perforation moyenne ou petite, le pertuis vient à s'oblitérer par une gouttelette de pus, la meilleure façon de la chasser consiste à injecter de l'air dans la caisse, et cela est d'autant plus nécessaire que, pour obtenir la cicatrisation des perforations du tympan, il faut les entretenir dans le plus grand état de propreté.

Dans ces mêmes otorrhées avec perforation, qui exigent l'emploi des instillations astringentes, il arrive que le liquide médicamenteux ne pénètre pas facilement dans la caisse ; un excellent moyen de l'y faire arriver, c'est de pratiquer la douche de Politzer, l'oreille externe étant remplie dudit liquide. L'air, ainsi chassé de la caisse, est immédiatement remplacé par la solution, et toute la muqueuse du tambour se trouve modifiée.

L'ankylose des osselets, les adhérences du tympan à

la paroi interne de la caisse peuvent être également traitées par ce moyen, quoique d'une manière moins efficace que par le cathétérisme.

Les bourdonnements, quelle qu'en soit la variété, et qui constituent un des symptômes les plus pénibles des surdités, contre lesquels les malades réclament le plus souvent l'intervention médicale, sont avantageusement modifiés par les insufflations de vapeurs de chloroforme ou d'éther, faites comme il a été dit précédemment.

Au nombre des indications de l'emploi de la douche de Politzer, il faut ranger les cas de disposition particulière des fosses nasales, où il est fort difficile et même impossible d'introduire une sonde, et dans lesquels on ne veut pas recourir au cathétérisme par la narine du côté opposé.

S'il est fréquemment indiqué de recourir à la douche naso-atmosphérique de Politzer, il est aussi un certain nombre de circonstances où son emploi devient inutile, dangereux, ou même impossible, en raison de dispositions organiques particulières.

Moos (1), d'après M. Simon Duplay, considère les cas suivants comme autant de contre-indications :

1° Une inflammation aiguë des amygdales et du pharynx, avec une dysphagie prononcée ;

2° Des ulcérations étendues des fosses [nasales, l'o-

(1) *Arch. gén. de méd.*, 1866, t. II, p. 726. *Revue critique.*

pération exposant dans ces cas à des épistaxis abondantes ;

3° La destruction de la cloison ;

4° L'insuffisance du voile du palais, fissure palatine, perte de substance du voile, adhérence partielle avec la paroi postérieure du pharynx, absence de la luette.

Ces contre-indications me paraissent exagérées, et je crois qu'il est possible d'y remédier souvent.

Quant à la fissure palatine, qui constitue l'obstacle le plus sérieux à l'application de la méthode, elle se rencontre le plus ordinairement dans des conditions telles, que le cathétérisme de la trompe est rendu facile, même pour des mains inexpérimentées ; car on arrive à voir par la bouche l'orifice pharyngien de l'oreille moyenne et à y introduire facilement le bec d'une algalie.

On a fait une objection au procédé de Politzer : c'est d'insuffler de l'air ou des vapeurs médicamenteuses dans les deux oreilles à la fois, alors qu'une seule réclame son emploi et que l'autre est saine ou ne nécessite nullement son application. Cela est vrai, mais de peu d'importance.

En effet, le catarrhe de la trompe et de la caisse est souvent double ; dans ces cas, le procédé a plus d'avantages que d'inconvénients ; il est, en outre, d'une si grande innocuité, qu'en admettant même qu'une seule oreille soit malade, en agissant avec modération, il n'en résultera aucun danger pour l'oreille saine. Quant aux vapeurs médicamenteuses, elles sont sans doute efficaces pour l'oreille malade, mais aussi complétement inoffensives pour l'oreille intacte.

En résumé, le procédé de Politzer est un moyen nouveau et facile d'insuffler de l'air ou des gaz dans l'oreille moyenne, à la portée de tous les praticiens, susceptible d'être employé par les malades eux-mêmes, applicable aux personnes pusillanimes, et plus particulièrement aux enfants; il ne détrône pas le cathétérisme de la trompe d'Eustache; mais les cas où cette opération devient indispensable sont désormais plus restreints.

Il est de toute évidence qu'il faudra toujours sonder pour introduire des bougies, remédier aux engorgements tenaces de la muqueuse, avec rétrécissement du conduit, et injecter dans la caisse des substances actives, comme le sulfate de zinc, la strychnine, etc.; mais ces cas, relativement rares dans la pratique, pourront alors être renvoyés devant un spécialiste, qui traitera en dernier ressort, sans que pour cela le médecin ordinaire du malade soit lésé dans sa réputation.

V. Dilatation.

Applicable à tous les cas d'obstruction de la trompe, soit par engorgement de la muqueuse, soit par rétrécissement cicatriciel ou autre, elle est d'une utilité

incontestable pour rétablir le cours de l'air dans l'o-
reille moyenne et faciliter l'écoulement des produits
(mucus ou pus) qui peuvent y être accumulés.

On la pratique à l'aide de cordes à boyaux, de bougies en gomme, en baleine, en laminaria digitata
(Schwartze), en parchemin (1), que l'on fait pénétrer
dans la trompe à l'aide d'un cathéter préalablement
mis en place.

Quelques auteurs recommandables ont nié qu'il fût
possible d'introduire dans la trompe d'Eustache et
jusque dans la caisse des corps dilatants, tels que des
bougies; c'est cependant un fait bien acquis à la
science et vérifié par l'expérience de tous les jours.

La plupart des otologistes ont recours à ce moyen;
les uns emploient la corde de Harpe désignée dans le
commerce par la lettre E (Kramer); Tiquet se servait
de la corde à violon Mi; M. Bonnafont préconise les
petites bougies en gomme, filiformes, graduées depuis un demi-millimètre jusqu'à un millimètre et
demi; Troltsch recommande les bougies en baleine;
Schwartze dit s'être bien trouvé de la laminaria digitata et a pu guérir par ce moyen des rétrécissements
restés rebelles à toutes les autres tentatives (2).

(1) M. Guye, d'Amsterdam, d'après E. Ménière, *Thèse de
doctorat*, p. 67.

(2) *Arch. gén. de méd. Rev. crit.* Sim. Duplay. T. I, 1867,
p. 471.

Je crois les bougies en baleine d'un excellent usage et d'un emploi facile. Elles sont coniques et garnies à l'extrémité d'un petit renflement olivaire pour éviter de blesser la muqueuse. Il faut les introduire avec une grande douceur et éviter de les faire pénétrer jusque dans la caisse, car elles déterminent alors de grandes douleurs (1).

La bougie rencontre-t-elle un obstacle ; ne pas chercher à passer outre d'emblée, mais habituer le malade, par des séances successives et de plus en plus prolongées, à tolérer le contact de l'instrument dont on augmentera peu à peu le diamètre en procédant par tiers ou par quarts de millimètre ; — l'obstacle une fois franchi, laisser un certain temps la bougie en place ;— l'enduire, s'il est nécessaire, d'une pommade astringente et même caustique (Bonnafont), ou mieux employer des bougies trempées dans des solutions saturées de diverses substances actives (alun, nitrate d'argent), et qu'on aura laissées sécher (Bonnafont) afin de joindre un effet médicamenteux à une action mécanique.

(1) Cette pénétration dans la caisse, révoquée en doute par plusieurs médecins distingués, est facile à constater sur le cadavre (Bonnafont). On voit alors que la bougie ne va pas frapper le tympan, mais se dirige vers les cellules mastoïdiennes, en passant entre le manche du marteau et la longue branche de l'enclume.

Si les bougies en baleine ne sont pas tolérées, recourir aux bougies en gomme, qui ont l'inconvénient d'être un peu trop flexibles.

Pour les coarctations cicatricielles et difficilement franchissables, tenter l'emploi des bougies en laminaire.

On a la certitude que la bougie a pénétré dans la trompe quand le cathéter abandonné à lui-même reste en place, que le sujet parle ou déglutisse. — C'est là un très-bon moyen de s'assurer de la bonne position de la sonde.

L'introduction des bougies est fort utile pour désobstruer le bec du cathéter qui peut s'être oblitéré pendant son trajet dans le méat inférieur avec du mucus épaissi et concrété.

Dilatation forcée.

Th. Perrin a proposé la dilatation forcée de la trompe par la méthode de Duncamp modifiée. Ses essais, paraît-il, sont restés infructueux. (Bonnafont.)

En résumé, on a cherché à appliquer aux rétrécissements de la trompe d'Eustache les procédés usités dans le traitement des rétrécissements d'autres canaux, tels que l'urèthre, l'œsophage, etc.

Les indications de recourir à la dilatation ressortent de ce qui vient d'être dit.

Il faut éviter de s'en servir dans tous les cas de phlegmasie aiguë de l'oreille moyenne.

VI. Cautérisation.

La cautérisation du conduit pharyngien de l'oreille se pratique soit avec un porte-caustique de Lallemand, modifié en vue de l'usage particulier, soit avec des bougies introduites par le cathéter, et couvertes d'un enduit astringent ou caustique, soit encore, comme le faisait Marc d'Espine, en poussant dans la trompe, à l'aide d'une sonde et d'un mandrin, de petits cylindres de caustique, qu'il abandonnait une fois introduits.

Le nitrate d'argent est le caustique dont on se sert le plus généralement. On en a vanté l'usage dans le traitement des rétrécissements cicatriciels. C'est, du reste, un moyen auquel on a rarement recours.

VII. Injections de liquides.

A dater du jour où l'on pratiqua le cathétérisme de la trompe d'Eustache, on fit des injections de liquides dans ce conduit.

Ce fut même pendant longtemps le seul moyen employé, concurremment avec le sondage.

Quand Deleau eut indiqué la douche atmosphérique, les injections de liquide tombèrent en discrédit, et l'on s'attacha à démontrer tous les dangers auxquels elles exposaient. Aujourd'hui encore il est difficile de les faire rentrer dans le domaine de la pratique courante ; les uns s'arrêtent à cette idée que le plus souvent les liquides injectés par la sonde ne pénètrent pas dans la caisse, ce qui, par conséquent, rend l'opération inutile, et que, de plus, elle est dangereuse ; car, quand par hasard la pénétration a lieu, on court le risque de produire une trop vive irritation de la muqueuse auriculaire, avec tous les accidents qu'elle entraîne. Les autres, et Troltsch est du nombre, considèrent les injections de liquides comme « pouvant rendre les mêmes services et devant même « être préférées aux injections de vapeurs lorsque ces « dernières produisent une irritation trop étendue et « trop forte de la muqueuse pharyngienne, et que la « trompe est trop étroite. »

Quoi qu'il en soit, il résulte des expériences faites par Troltsch et Th. Weber (de Halle), de celles tentées par Jos. Gruber (de Vienne), que les injections de liquides peuvent pénétrer par la sonde dans la cavité du tympan quand l'opération est bien faite. (Troltsch). Une partie du liquide injecté coule, il est vrai, dans le pharynx, mais il en arrive toujours une suffisante quantité dans l'oreille moyenne, fait qu'il est facile de vérifier directement sur le cadavre, ou indirectement sur le vivant, en auscultant, pendant l'opération, l'oreille du malade qui lui-même rend compte de l'impression éprouvée au moment de l'introduction du liquide, ou encore en explorant la membrane du tympan, qui devient plus ou moins rouge ou plus ou moins injectée, selon la nature de la solution. (Troltsch.)

Manière de faire une injection liquide.

On prend, à l'aide d'une pipette, un nombre déterminé de gouttes de la solution qu'on désire injecter ; le liquide est déposé dans le pavillon de la sonde, d'où il est chassé violemment dans l'oreille, à l'aide d'une douche d'air. On facilitera la pénétration du liquide en ordonnant au malade de déglutir au moment de l'insufflation.

Le maximum d'effet s'obtient en faisant des injections irritantes aussitôt après des douches émollientes de vapeur d'eau. (Troltsch.)

Les substances usitées sont les suivantes : sulfate de zinc, chlorhydrate d'ammoniaque, potasse caustique, teinture d'iode, eau iodée, iodure de potassium, eaux sulfureuses, eau de goudron, carbonate de lithine, carbonate de soude, sublimé, sulfate de strychnine, vératrine, etc.

Chacune d'elles a ses indications spéciales minutieusement établies par les divers auteurs qui les ont préconisées.

Quant aux injections liquides à grande eau, comme

le faisait Guyot pour laver la trompe et la caisse, elles sont abandonnées, même quand il y a perforation du tympan.

Injection de liquides pulvérisés.

Pour obvier aux inconvénients que paraissent offrir les injections liquides, un médecin anglais, M. E. Bishop, a proposé de faire pénétrer les solutions médicamenteuses dans l'oreille, à l'état de poussière. L'idée est au moins fort ingénieuse, mais je doute qu'elle soit pratique, et, en dépit de la précaution prise par l'inventeur de garnir le bec de sa sonde d'une fine toile métallique destinée à assurer la pulvérisation, je m'associe à la manière de voir de M. Sim. Duplay, qui ne croit pas que le liquide pulvérisé traverse toute la longueur de la trompe à l'état de poussière (1).

Indications et contre-indications.

Les otites qui surviennent dans le cours des fièvres graves seront traitées par des injections émollientes, puis astringentes ; c'est, dit Triquet, le meilleur moyen pour s'opposer à la rupture du tympan.

Le catarrhe chronique de la caisse est plus difficile à guérir que le catarrhe aigu ; aussi Troltsch a-t-il recours aux injections de teinture d'iode et même

(1) *Arch. gén. de méd.*, loc. cit., p. 472.

d'acide acétique, pour ramener l'affection chronique à l'état aigu.

L'engorgement catarrhal chronique de la trompe et de la caisse, avec hypersécrétion, cède dans bien des cas aux injections de chlorhydrate d'ammoniaque.

Quand il y a simple engouement catarrhal de la trompe, et que les douches d'air restent sans résultat, on emploiera les solutions astringentes, sulfate de zinc, sulfate de cuivre.

Marc d'Espine, et plus tard Triquet, ont vanté les injections de potasse caustique dans l'otite moyenne chronique (1).

Les surdités rhumatismales ont été améliorées par des injections d'eaux sulfureuses.

On a vanté les injections de carbonate de lithine ou de soude dans les affections arthritiques de l'oreille.

Les injections de sublimé conviennent dans les surdités spécifiques et aussi dans le simple catarrhe chronique.

Les solutions astringentes d'alun, de sulfate de cuivre, de sulfate de zinc conviennent quand il y a perforation du tympan et otorrhée purulente avec état fongueux de la muqueuse de la caisse et de la trompe.

Marc d'Espine a traité les surdités nerveuses et les

(1) Versez une solution de potasse caustique dans l'eau, jusqu'à ce que la liqueur prodnise sur la langue un léger picotement. — Injecter de 4 à 8 gouttes.

bourdonnements par des injections de vératrine, de strychnine, d'eau de lavande, de teinture de noix vomique, de teinture de valériane, d'alcool camphré, d'éther liquide, etc. (1).

Les injections liquides sont contre-indiquées quand il y a amincissement du tympan et menace de rupture, quand il y a une grande irritabilité de la muqueuse auriculaire.

Voici quelques formules d'injections :

Pr. : Sulfate de strychnine. . .   1 à 5 centigr.
Eau distillée. . . . . .   5 à 10 gramm.

Faire une solution transparente, 2 à 3 gouttes dans chaque trompe.

Pr. : Chlorhydrate d'ammoniaque.   0,50 à 1 gramm.
Eau distillée. . . . . . .   50 à 100 gramm.

Faire dissoudre. Quelques gouttes dans la trompe et la caisse.

Pr. : Sulfate de zinc. . . .   0,50 à 1 gramm.
Eau distillée. . . . .   25 à 50 gramm.

Faire une solution bien limpide. On en injecte plusieurs gouttes à la fois.

Pr. : Iode. . . . . . .   0,5 à 0,30 gramm.
Iod. de potassium . .   0,50 gramm.
Eau distillée. . .
Glysérine. . . . } aa 15 gramm.

Injecter quelques gouttes quand il y a défaut d'excitabilité nerveuse.

---

(1) *Arch. gén. de méd.*, avril 1852.

VIII. Ablation des amygdales.

Cette opération est nécessaire toutes les fois qu'une affection de l'oreille paraît être le résultat d'une inflammation de ces glandes ayant gagné la muqueuse de la trompe, ou d'une hypertrophie qui comprime ce conduit et en accole les parois.

L'excision des amygdales se fait de deux manières :

Avec les pinces de Museux et le bistouri boutonné ;

Avec l'amygdalotome.

Je ne veux pas décrire ces deux opérations, qui sont connues de tous les praticiens.

Choix du procédé.

(a) Amygdales volumineuses, faisant bien saillie entre les piliers du voile du palais. Excision avec l'amygdalotome.

(b) Amygdales volumineuses, mais enchatonnées entre les piliers qui s'étalent en quelque sorte sur la surface de ces glandes. Excision avec la pince et le bistouri.

(c) Amygdales peu volumineuses, faisant peu saillie. Excision avec la pince et le bistouri.

Ne pas chercher à enlever quand même la totalité de la glande ; se rappeler qu'un simple ébarbement de l'amygdale suffît souvent pour assurer l'atrophie de ce qui reste et diminuer la tendance aux récidives inflammatoires.

L'hémorrhagie est souvent le résultat d'une énucléation trop complète; la section porte alors dans le tissu cellulaire sous-jacent où se trouvent les vaisseaux qui aboutissent à la glande.

Les amygdales sont surtout faciles à enlever avec l'instrument de Fanhestock, à la période de décroissance d'une inflammation aiguë; leur tissu est alors plus friable.

Un médecin anglais, le docteur Harvey (1), a cherché à prouver l'inutilité et même le danger qu'il y avait à reséquer les amygdales dans les cas de surdité.

Il y a quelque chose de vrai dans l'opinion de cet auteur; mais en admettant même que l'opération soit parfois inutile, je la crois toujours sans danger.

MOYENS PROTHÉTIQUES.

Ils sont destinés à remédier aux défauts de conformation et aux lésions traumatiques ou pathologiques du nez, de la voûte palatine et du voile du palais qui peuvent devenir la source d'inflammations des mu-

______
(1) *The Lancet*, 1850, et *Bull. de thérap.*, t. XXXIX, p. 563.

queuses nasale et gutturale s'étendant ensuite à la trompe et à la caisse.

Les moyens médicaux seront impuissants si l'art n'intervient pas. Ce but est atteint par l'ouranoplastie, la staphyloraphie, la rhinoplastie, ou par l'application de pièces artificielles qui se fabriquent aujourd'hui avec une rare perfection.

MOYENS HYGIÉNIQUES.

Au point de vue spécial qui nous occupe, les prescriptions hygiéniques se résument comme il suit :

Éviter les phlegmasies de la muqueuse pharyngienne et de la membrane de Schneider; à cet effet, ne pas s'exposer tête et cou nus au froid et surtout au froid humide;

Modifier la constitution si elle paraît exposée à ce genre d'affection ;

Éviter d'entourer le cou de ces épaisses cravates qui exposent aux angines plus qu'on ne le pense;

Faire des lotions d'eau fraîche tous les matins sur le cou et la face, quelle que soit la saison, pour échapper aux récidives si fréquentes des maux de gorge et des coryzas.

L'abus de la fumée de tabac produit une forme d'angine qui peut s'étendre à la trompe.

L'abus du tabac à priser produit à la longue une rhinite chronique avec épaississement et induration de la membrane de Schneider, qui s'étend promptement à la trompe d'Eustache.

Indépendamment de l'action topique du tabac à priser et à fumer, cette substance exerce une action toxique particulière sur les organes des sens, et notamment sur l'ouïe : son abus longtemps continué produit la surdité (Triquet).

EXPLORATION DE L'OREILLE

« Dans toute la pathologie, dit Troltsch, il n'y a
« pas une affection où le dire des malades et les
« symptômes subjectifs n'aident aussi peu à la con-
« naissance exacte du cas spécial que dans les maladies
« de l'oreille ; voilà pourquoi l'examen objectif des
« parties a ici une importance si considérable pour le
« diagnostic (1) »

Ces paroles du célèbre spécialiste allemand prouvent
mieux que je ne saurais le faire toute l'utilité qu'il y
a à bien explorer l'oreille, tant au point de vue purement organique qu'au point de vue fonctionnel, pour
établir un bon diagnostic, seule base sérieuse d'une
thérapeutique rationnelle et efficace.

Quand un malade atteint d'une affection de l'oreille
se présente, il faut le soumettre à deux examens qui
portent, l'un sur les lésions matérielles de l'appareil
auditif, c'est ce que je propose d'appeler *exploration
organique ;* l'autre sur l'état de la fonction auditive,
ce sera l'*exploration fonctionnelle.*

(1) *Mal. de l'oreille,* p. 15.

A. — EXPLORATION ORGANIQUE

Elle porte sur l'oreille externe et les parties avoisinantes : pavillon, méat, apophyse mastoïde, conduit auditif, tympan ;

Sur l'oreille moyenne (trompe et caisse) et les parties avoisinantes accessibles à nos procédés d'investigation (cavités pharyngienne et nasale).

I. Exploration de l'oreille externe et des parties avoisinantes.

1° Parties que l'on peut explorer directement et sans l'intervention d'aucun artifice instrumental.

A. Pavillon.

Couleur : Pâle : anémie, fatigue, tempérament lymphatique ;

Rouge : pléthore, congestion encéphalique, hypérémie des parties profondes de l'oreille.

Forme : Les sinuosités, les reliefs du pavillon s'effacent à la suite des inflammations chroniques (eczéma, impétigo, engelures, etc.).

Épaisseur : Augmente sous l'influence des phleg-masies répétées.

Consistance : Le pavillon perd son élasticité, sa flexibilité sous les mêmes influences que je viens d'é-numérer ; il peut même devenir cassant. — Il est souvent, dans la goutte, le point d'élection de dépôts tophacés.

Température : Augmente dans toutes les inflamma-tions aiguës de l'appareil auditif ; veines saillantes à la surface.

Insertion : L'ouïe ne peut réellement s'exercer avec toute sa finesse que si le pavillon s'insère sur la tête sous un angle de 40° à 45°.

B. Méat.

Rétréci ou affaissé chez les vieillards, largement ouvert chez les enfants ; fermé quelquefois par un développement exagéré du tragus ou de l'antitragus ; bouché par le cérumen agglutiné avec les poils qui garnissent cet orifice.

A l'exploration du méat se rattache l'examen de la qualité et de la quantité des liquides qui s'écoulent du conduit auditif externe.

Cérumen : Liquide et fluant, jaune, séreux, quand il y a inflammation des glandes cérumineuses ; concret et noirâtre, absent même chez les vieillards et les personnes atteintes de catarrhe sec de l'oreille moyenne.

L'apparition d'un flux cérumineux est d'un bon augure dans le décours des fièvres graves et aussi dans le traitement de certaines formes de surdité.

Pus : Liquide ou séreux, bien ou mal lié, inodore ou fétide, selon qu'il s'agit d'une simple otorrhée catarrhale ou d'une otite phlegmoneuse, ou en-core d'une lésion osseuse du conduit ou de la caisse.

Sang : L'écoulement de sang se voit à la suite des lésions du conduit et surtout des ruptures du tympan par un *traumatisme direct* (cure-oreilles, aiguille à tricoter, insecte), *ou indirect* (soufflet sur l'oreille, coqueluche, asthme, éternument, vomissement, dé-tonation d'une arme à feu, fractures de la base du crâne, etc.).

C. Apophyse mastoïde.

Peu développée chez les enfants;
Rouge, empâtée, douloureuse dans l'otite moyenne;
Rougeur, œdème, fluctuation parcheminée quand il y a abcès mastoïdien provenant d'un abcès de la caisse;
Mêmes signes quand il y a simplement abcès sous-périostique, ou hydropisie des cellules mastoïdiennes, ou bosse sanguine de la région.

D. Région parotidienne.

Peut être empâtée et devenir le siége d'une collection purulente dans les cas d'otorrhée avec sécrétion abondante et ulcérations de la paroi inférieure du conduit. Le pus peut passer jusque dans le tissu cellulaire parotidien par les incisures de Santorini (Triquet).

E. Conduit auditif et tympan.

On peut à la rigueur explorer le conduit auditif et la membrane du tympan en exposant l'oreille malade à la lumière solaire, à la condition de redresser la courbure du conduit en tirant le pavillon en haut, en arrière et légèrement en dehors ; on parvient ainsi dans quelques cas, et pourvu que le jour soit très-favorable, à éclairer suffisamment la profondeur du conduit auriculaire pour se renseigner sur l'état de ses parois et de la membrane du tambour. Mais il faut reconnaître tout ce que ce procédé a de défectueux et n'y recourir que dans les circonstances où l'on se trouve privé des ressources instrumentales dont dispose la chirurgie moderne (1).

(1) V. Triquet, *Traité théorique et pratique*, 1857 ; *Clinique des maladies de l'oreille.* — Bonnafont, *Traité théorique et pratique.*

2° Parties que l'on ne peut bien explorer que par l'intervention d'un artifice instrumental.

Il s'agit ici tout particulièrement de l'examen minutieux et détaillé de la membrane du tympan et de la portion profonde du conduit auditif externe.

L'appareil instrumental imaginé dans ce but est des plus simples et se compose :

1° D'un spéculum ;

2° D'un miroir concave servant de réflecteur ;

3° D'une loupe pour grossir les objets et en apprécier les détails délicats ;

4° De quelques autres instruments spéciaux, tels que le *spéculum pneumatique* de Siegle (de Stuttgard), et dont l'usage n'est pas encore entré d'une façon définitive dans la pratique.

DU SPÉCULUM AURIS.

Je ne veux pas faire ici l'histoire du spéculum auris et de toutes les modifications que lui ont fait subir le génie inventif et l'imagination des divers auristes, depuis que Fabrice de Hilden l'appliqua pour la première fois, il y a plus de deux cents ans, à l'exploration de l'oreille, jusqu'à nos jours. De tels détails dépasseraient de beaucoup les bornes que je me suis imposées et offriraient plutôt un intérêt de curiosité qu'un intérêt réellement pratique.

Il n'entre pas davantage dans mon plan de discuter les mérites relatifs, les avantages et les inconvénients du spéculum bivalve ou du spéculum plein. J'estime que ce dernier mérite la préférence ; c'est celui que j'emploie. Il est d'ailleurs généralement adopté par tous les spécialistes allemands et anglais, et il faut reconnaître que ce n'est pas sans de bonnes raisons que des hommes comme Wilde (de Dublin), Toynbee, Politzer (de Vienne), Jos. Gruber (de Vienne), Troltsch (de Wurtzbourg), M. Sim. Duplay, en France, rejettent complétement l'usage du spéculum bivalve, aussi bien celui d'Itard que celui de Kramer ou de Triquet. Quant au petit spéculum de M. Bonnafont, je crois qu'il peut être utile dans certains cas, mais qu'il est loin de l'emporter sur le spéculum plein, quoi qu'en dise l'inventeur.

Les spéculums pleins se font en métal (argent ou maillechort), en caoutchouc durci, en gutta-percha.

Ceux en métal sont plus solides avec une moindre épaisseur de paroi, ce qui laisse plus de champ à la lumière et aux regards de l'explorateur. — Politzer a proposé des spéculums en caoutchouc durci et en gutta-percha, comme étant d'une application moins pénible pour le malade ; leur usage n'a cependant pas encore prévalu.

Il y a deux formes principales de spéculums pleins, également recommandables, le *spéculum cylindrique* et le *spéculum ovalaire*.

Spéculum cylindrique.

Le meilleur des spéculums cylindriques est celui qu'a conseillé Politzer (spéculum de Wilde modifié) ; c'est un *cylindre tronc-conique* formé par la réunion d'un évasement en entonnoir ou pavillon, avec un tube cylindrique. Cet instrument tient à la fois, dit Troltsch, du spéculum de Wilde (cône tronqué) et de celui de Toynbee (cylindre ovale avec évasement infundibuliforme). Politzer le fait faire en caoutchouc durci ; Troltsch et bien d'autres spécialistes le préfèrent en argent.

Un bon spéculum doit être mince de parois et très-léger ; les bords de l'ouverture cylindrique doivent être bien mousses pour ne pas blesser le conduit auriculaire.

Trois spéculums de dimensions différentes suffisent aux besoins ordinaires de la pratique ; ils s'emboîtent l'un dans l'autre.

Les dimensions les plus convenables sont les suivantes :

Longueur totale : 3 1/2 centimètres.

Évasement du pavillon : 22 à 23 millimètres.

Diamètres de la partie cylindrique :

N° 1 — 6^{mm}.

N° 2 — 5^{mm}.

N° 3 — 4^{mm}.

La partie évasée comprend à peu près le tiers de la longueur totale de l'instrument.

Spéculum ovalaire.

C'est celui dont se sert Jos. Gruber ; il rappelle beaucoup le spéculum de Toynbee : c'est un cylindre ovale avec dilatation infundibuliforme du pavillon. Il est noirci à l'intérieur dans toute la partie qui correspond à l'évasement. Gruber en a adopté quatre modèles de dimensions différentes qui s'emboîtent l'un dans l'autre. Ils sont d'ordinaire en maillechort.

Longueur totale : 3 1/2 centimètres.

Évasement du pavillon :

N° 1 : G. D. : 18^{mm}.

P. D. : 16^{mm}.

N° 2 : G. D. : 16^{mm}.

P. D. : 14^{mm}.

N° 3 : G. D. : 15^{mm}.

P. D. : 13^{mm}.

N° 4 : G. D. : 14^{mm}.

P. D. : 12^{mm}.

Longueur de l'évasement : environ la moitié de la longueur totale.

L'orifice auriculaire de l'instrument doit être mousse, pour ne pas blesser le conduit, et très-mince pour laisser le plus de place possible aux rayons lumineux. En voici les dimensions :

$$N° 1 : G. D. : 7^{mm}.$$
$$P. D. : 5^{mm}.$$
$$N° 2 : G. D. : 6^{mm}.$$
$$P. D. : 5^{mm}.$$
$$N° 3 : G. D. : 5^{mm} 1/2.$$
$$P. D. : 5^{mm}.$$
$$N° 4 : G. D. : 4^{mm} 1/2.$$
$$P. D. : 4^{mm}.$$

DU RÉFLECTEUR.

De tous les instruments imaginés pour projeter des rayons lumineux, solaires ou artificiels, dans le conduit auditif, le meilleur et le plus simple est, sans contredit, le miroir concave, — percé en son centre d'un orifice pupillaire, et semblable en tous points au miroir ophthalmoscopique (1), mais offrant de plus grandes dimensions et un foyer plus court, — tel qu'il a été proposé par Troltsch.

(1) *Voy.* Deval, *Traité théor. et prat. des mal. des yeux*, 1862, p. 52 et suiv.

L'otoscope du docteur Bonnafont, la cuiller de Ménière, le réflecteur de Triquet, les divers réflecteurs plans et paraboliques, ne peuvent rivaliser avec le miroir de Troltsch pour la facilité et la simplicité d'application.

Ce miroir doit avoir au moins 8 ou 9 centimètres de diamètre et seulement 14 à 15 centimètres de foyer.

Troltsch conseille de préférer les réflecteurs étamés avec une feuille d'argent.

Cet instrument se tient à la main ou se fixe sur une forte monture de lunettes, quand on tient à conserver les deux mains libres.

DE LA LOUPE.

La loupe est surtout utile pour apprécier les détails délicats que peuvent présenter la membrane du tympan ou le conduit auditif.

Une lentille n° 3 ou n° 4 remplit bien cet office.

Position du malade. — Position de l'opérateur.

Le malade sera placé près d'une fenêtre bien éclairée, debout ou assis, — l'intervention d'un aide n'est nécessaire que dans le cas où il s'agit d'examiner un enfant, — et tourné de telle façon que l'oreille à explorer soit dirigée du côté opposé à la fenêtre, la tête légèrement inclinée.

Le médecin se place en face de l'oreille malade, tenant d'une main le spéculum et de l'autre le miroir réflecteur ;

Il jette un coup d'œil rapide sur la disposition du méat, et écartant avec un doigt le tragus, il s'assure de la direction du conduit, du plus ou moins d'incurvation de sa portion fibro-cartilagineuse ; cela fait, il introduit le spéculum.

Introduction du spéculum.

Le pavillon est saisi d'une main et tiré légèrement en haut, en arrière et en dehors ; le spéculum, préalablement chauffé avec la main, est engagé dans le méat auditif, en lui imprimant un mouvement de vrille et en suivant la direction présumée du conduit.

On l'introduit aussi avant que possible, en évitant toutefois de faire souffrir le malade. Une fois en place, le spéculum tient seul le plus souvent ; cependant il est bon de le soutenir avec la pulpe du pouce de la main gauche, le pavillon étant tiré en haut à l'aide de l'index et du médius. On peut ainsi imprimer au spéculum divers mouvements et explorer une plus grande étendue de la membrane du tympan.

Il faut être prévenu que l'introduction de cet instrument dans l'oreille donne parfois aux malades des quintes de toux ; on attribue ce phénomène à la compression produite sur quelques rameaux du nerf vague, qui viennent se distribuer aux téguments du conduit.

« La faute la plus fréquente qu'on commet dans cet
« examen, dit Troltsch, c'est qu'on n'introduit pas
« assez profondément l'entonnoir, et qu'on ne tire
« pas suffisamment le conduit auditif vers en haut ;
« de cette façon, on ne peut voir que la paroi du con-
« duit auditif ou tout au plus la partie postéro-supé-
« rieure du tympan (1). »

Éclairage du conduit et du tympan.

Le spéculum étant mis en place, comme il vient d'être dit, le miroir est approché de l'œil de l'explorateur de telle façon que la lumière du jour réfléchie à sa surface aille se concentrer et faire foyer dans le fond du conduit sur la membrane du tympan ; l'œil du médecin placé derrière le trou pupillaire de l'instrument saisit facilement tous les détails que présente cette dernière.

(1) *Loc. cit.*, p. 18.

La lumière solaire directe est trop éblouissante ; il faut préférer celle qui est fournie par les nuages blancs ou légèrement grisâtres, ou encore par des murs blancs éclairés par le soleil (Troltsch).

Le bord supérieur du miroir doit reposer sur l'arcade sourcilière, et le plan de l'instrument doit être tourné un peu vers en haut pour pouvoir recueillir la lumière au-dessus de la tête du malade.

Emploi de la loupe.

On comprend combien il est facile, une fois le tympan bien éclairé, d'appliquer une loupe sur le pavillon du spéculum et d'étudier ainsi les moindres détails présentés par la membrane du tambour.

TYMPAN NORMAL.

Aussitôt qu'on aperçoit le tympan, il faut chercher le manche du marteau ; c'est un point de repère essentiel pour pouvoir apprécier les divers états de la membrane sur laquelle il s'insère.

De même que dans l'examen ophthalmoscopique de l'œil on s'attache à bien étudier tout d'abord la pupille normale et ses variétés physiologiques ; de même en otiatrique, il faut au début se familiariser avec l'aspect qu'offre le tympan, en dehors de tout état pathologique, aspect qui varie souvent avec les individus, suivant leur âge, l'état d'humidité ou de sécheresse de la membrane, l'éclairage que l'on emploie, etc., etc.

Quand on connaîtra bien le *tympan type* ou *normal*, l'étude des divers aspects qu'il peut présenter dans les affections de l'oreille deviendra réellement fructueuse.

Description du tympan normal.

La membrane du tympan se présente à l'état physiologique sous la forme d'une toile mince tendue au fond du conduit auditif externe, transparente, d'un gris nacré ou argent mat (Troltsch), couleur verre mat (Tscharner), peau de baudruche (Wilde), gris perle (Rau), gris franc associé à un petit filet violet et une légère teinte brun jaune (Politzer), bleuâtre avec des reflets irisés brillants (Triquet); — brillante en tous ses points, mais plus particulièrement en bas et en avant, où se montre un espace plus lumineux, plus brillant, réfléchissant fortement la lumière (cône lumineux du tympan, reflet triangulaire), signalé et étudié par Wilde (*speck of bright light*), par Toynbee (*triangular shining spot*), par Troltsch, par Politzer (*licht kegel*), et auquel quelques spécialistes, dont Troltsch, attachent une grande importance.

A peu près au milieu de la membrane, un peu plus en avant qu'en arrière, on aperçoit par transparence une ligne jaune rougeâtre, dirigée de haut en bas, d'avant en arrière et de dehors en dedans, gagnant le centre du tympan, c'est le manche du marteau qui se termine à l'*ombilic* ou « *umbo* » par un petit renflement spatuliforme, qui, du reste, n'est pas constant ; — en haut et en avant, sur le prolongement de la ligne du marteau, existe une petite saillie, comme un petit point blanc, c'est la courte apophyse ou apophyse externe du marteau.

Quand la membrane est assez mince et assez transparente, il est possible de voir l'ombre portée par la petite jambe de l'enclume, en arrière et parallèlement au manche du marteau.

— Politzer dit même avoir pu saisir à travers le tympan l'image de l'étrier.

— La périphérie tympanale se montre sous l'aspect d'une zone gris sombre.

— Dans un certain nombre de cas, la paroi interne de la caisse réfléchit la lumière, ce qui donne au tympan une teinte gris jaune.

Détails particuliers.

Pour ne pas nuire à la clarté de l'exposition, je me suis abstenu, dans le cours de cette description, d'insister sur quelques détails qu'il est important de connaître, et sur lesquels je reviens maintenant.

Coloration du tympan.

La coloration du tympan varie suivant qu'on explore cette membrane sur le vivant ou sur le cadavre, sur un enfant ou sur un vieillard ; elle est surtout influencée par la nature de l'éclairage que l'on emploie.

Ainsi, aussitôt après la mort, l'épiderme tympanal se ramollit et se flétrit, ce qui donne à la membrane un aspect terne, mat, qu'on ne trouve pas chez le vivant.

Dans le jeune âge, la couche dermique de la membrane étant plus épaisse que dans l'âge adulte, elle présente une teinte mate, grisâtre, trouble.

Dans un âge avancé, le tympan perd de son éclat et prend une teinte gris foncé.

Le contact de l'eau rend le tympan opaque : l'épiderme tympanal imbibé se gonfle, la membrane augmente d'épaisseur et perd de sa transparence (1).

Le plus ou moins de voussure du tympan à l'intérieur de la caisse, c'est-à-dire son plus ou moins d'é-

(1) Ménière se trompait donc, quand il proposait de rendre le tympan plus transparent en pratiquant des injections dans le conduit, avant que de procéder à l'exploration. — Ce moyen n'est utile que pour débarrasser la surface de la membrane du cérumen qui la recouvre (Bonnafont, *Traité*, p. 92).

loignement de la paroi interne de la caisse, influe notablement sur la teinte de la membrane.

La lumière artificielle donne au tympan une teinte uniformément jaune rougeâtre.

La lumière solaire lui donne une teinte blanc bleuâtre.

Concavité. — Inclinaison du tympan.

Le tympan présente une concavité externe, dont le maximum siége vers l'umbo, au sommet du manche du marteau; plus le tympan est concave, et plus la petite apophyse fait saillie, plus aussi le manche du marteau est dirigé vers l'intérieur de la caisse et plus il paraît court.

Quant au degré d'inclinaison du tympan, on en juge d'après le manche du marteau qu'on voit plus ou moins en raccourci, et aussi d'après la surface apparente de la membrane, qui paraît d'autant plus grande que son inclinaison est moindre (Troltsch, Politzer).

Points lumineux.

La membrane du tambour présente différents points lumineux susceptibles de varier suivant son inclinaison ou son degré de courbure.

Le plus important de ces points est le *cône lumineux*, qui, du reste, n'offre pas constamment le même aspect chez tous les sujets : il est parfois divisé en deux par un espace impuissant à réfléchir ; d'autres fois il est strié ; d'autres fois encore il est réduit à une petite tache située vers l'umbo (Politzer) (1).

Troltsch attache une grande importance à la régularité parfaite du cône lumineux, dont la moindre altération serait pour lui la preuve irréfragable d'une maladie du tympan.

Il y a dans cette opinion du professeur de Wurtzbourg une exagération évidente, et la preuve, c'est qu'il suffit, pour modifier le cône lumineux dans sa forme et dans sa couleur, d'insuffler de l'air dans la caisse, par un procédé quelconque (2).

ASPECTS DIVERS DU TYMPAN DANS LES AFFECTIONS DE CETTE MEMBRANE ET DE LA CAISSE (3).

Myringite aiguë simple.

Coloration mate, absence de reflet lumineux, tympan plat, manche du marteau indistinct, indiqué

(1) Lemardelay, *Thèses de Strasbourg*, 1867. (Consid. sur la membr. du tympan et ses perf.)

(2) Il faut éviter de prendre des soulèvements épidermiques du conduit pour la membrane du tympan (Ménière, Bonnafont).

(3) Les descriptions sommaires contenues dans ce paragraphe ont été faites d'après les auteurs les plus estimés.

seulement par une traînée de vaisseaux qui en suivent la direction.

Si la maladie progresse, chute de l'épiderme tympanal ; derme dénudé, rouge, granuleux, couvert d'une mince couche de pus.

Dans quelques cas, ecchymoses caractéristiques et abcès interlamellaires.

Les ecchymoses tympanales offrent ceci de remarquable qu'elles ont une marche régulièrement envahissante, et qu'elles finissent par occuper une grande partie de l'étendue de la membrane (Troltsch).

L'affection à son apogée produit l'ulcération, la perforation de la membrane qui se couvre d'opacités plus ou moins épaisses et plus ou moins étendues, quand la guérison survient avant cette fâcheuse complication.

Abcès de la membrane du tympan.

Ils sont la conséquence de la myringite : tympan moins rouge que dans la myringite qui accompagne le catarrhe aigu de la caisse ; manche du marteau encore distinct ; petite tumeur formée par le pus, bien limitée, réfléchissant la lumière de diverses manières (1).

(1) Bœck, *Arch.*, *d'otologie*, d'après Sim. Duplay. — *Arch. gén. de méd.*, t. I, 1867, p. 466. *Rev. critique.*

Myringite chronique.

Granulations polypiformes à la surface tympanale, dépressions partielles, irrégularités de la membrane, indiquant des adhérences entre sa face interne et le promontoire (Troltsch).

Catarrhe aigu simple de la caisse.

Tympan rouge, tendu, surface mate, imbibition interlamellaire, puis voussure partielle avec coloration jaunâtre mal limitée et siégeant à la partie inférieure de la membrane; rougeur du conduit au voisinage du tympan (Troltsch).

Catarrhe sec.

Le conduit et la membrane offrent une sécheresse remarquable ; le tympan est plus lumineux, plus brillant, un peu jaune rougeâtre, sa courbure reste normale ; manche du marteau très-distinct, faisant saillie (Troltsch). Dépôts calcaires fréquents.

Catarrhe humide.

(a) *Catarrhe de la trompe.* — Tympan plus concave, enfoncé vers l'intérieur. — Couleur le plus souvent normale. — Membrane amincie, atrophiée, laissant facilement voir par transparence la petite jambe de l'enclume sur laquelle elle s'appuie (Troltsch).

(b) *Catarrhe de la caisse.* — Feuillet muqueux du tympan épaissi, surtout sur les bords qui ont un aspect friable, gris blanc, teinte qui peut envahir toute la membrane (Trolstch).

Catarrhe purulent aigu.

Mêmes signes objectifs que dans le catarrhe aigu simple, mais avec plus d'intensité. — Cause fréquente de la perforation du tympan.

Catarrhe purulent chronique.

Existe toujours avec perforation du tympan (1). — On voit souvent, dans ce cas, les mouvements pulsatifs d'une bulle d'air siégeant au niveau de la perforation, mouvements isochrones au pouls.

Le tympan intact peut être aussi animé de mouvements isochrones au pouls radial. Ce fait a été signalé par Politzer, par Schwartze, Troltsch, Moos, dans les cas de catarrhe de la caisse avec hypertrophie de la muqueuse (Sim. Duplay) (2).

Ankylose des osselets.

Membrane transparente, présentant parfois quelques nébulosités ; marteau saillant au point de faire quelquefois hernie à travers la cloison (Triquet).

---

(1) Avoir soin de nettoyer l'oreille par une injection détersive ou avec un pinceau, avant que de pratiquer l'exploration.

(2) *Arch. de méd.*, loc. cit., p. 467.

Ruptures du tympan.

Linéaire, parallèle au manche du marteau quand la rupture a lieu dans la coqueluche, l'asthme, la bronchite (Triquet) ;

Stellaire ou en *éventail* chez les artilleurs ;

Triangulaire à la suite d'une chute dans l'eau (Triquet).

Perforations du tympan.

Ordinairement rondes ; étendue variable depuis un simple petit pertuis jusqu'à la disparition presque totale de la membrane, qui se trouve réduite à un étroit liseré. — Elles sont le plus souvent centrales et affectent le point le plus mince de la cloison, un peu au-dessous du manche du marteau. — Viennent ensuite les perforations qui siégent en avant du marteau ; puis celles qui sont placées derrière lui (ce sont les plus vastes), puis enfin, et rarement, les perforations marginales.

Tympans calcaires.

Les dépôts calcaires sont fréquents dans la membrane du tympan et peuvent en envahir la totalité ou seulement une partie. — Ils sont reconnaissables à leur couleur blanc jaunâtre, à leur aspect rugueux, rappelant les dépôts athéromateux des artères. (Wilde.)

Ils sont la conséquence d'une inflammation chronique du tympan ou de la caisse.

On les rencontre parfois chez des personnes jouissant d'une ouïe normale et qui n'ont jamais eu de maladies d'oreille.

Paroi interne de la caisse. — Osselets.

Il est possible d'apercevoir la paroi interne de la caisse par transparence à travers le tympan, mais on ne peut bien l'étudier que quand il existe une perforation étendue de cette membrane. C'est surtout le promontoire qui est en évidence et dont la muqueuse peut être ulcérée, granuleuse, etc., etc.

Quant aux osselets, il est important de constater leur absence et surtout de ne pas confondre l'effacement du marteau par luxation en dedans avec sa chute et sa disparition complète.

L'étrier est de tous les osselets celui qui reste le plus longtemps en place, quelles que soient les influences pathologiques qui atteignent l'oreille moyenne ; il se présente d'ordinaire sous la forme d'un petit bourgeon charnu, auquel il faut bien se garder de toucher. Sa présence est d'un favorable augure au point de vue de la fonction auditive, dont il semble être en quelque sorte l'élément indispensable (Bonnafont).

Exploration des divers points de la paroi du conduit auditif externe.

L'état du tympan connu, on retire le spéculum lentement ; c'est alors qu'on fixe les regards sur les diverses lésions que peuvent présenter les parois du conduit (ulcérations, granulations, etc., etc.).

Appareils spéciaux. — Spéculum pneumatique.

Il peut être intéressant et même utile de se renseigner sur le degré de souplesse que possède le tympan, et la quantité de mobilité que conservent encore les osselets dans les diverses affections de l'oreille.

Siegle (de Stuttgard) a imaginé dans ce but un spéculum particulier qu'il nomme *spéculum pneumatique*, et destiné à augmenter ou à diminuer la pression que supporte le tympan sur sa face externe pendant le cours de l'exploration.

Cet appareil se compose d'un petit cylindre métallique qu'on introduit dans le conduit auditif externe, et qui s'applique hermétiquement sur les parois de ce dernier, grâce à un revêtement élastique formé par un tube en caoutchouc vulcanisé ; à ce premier cylindre-spéculum, destiné à redresser la courbure du canal auriculaire, se trouve adaptée une caisse, également cylindrique, fermée à l'aide d'un verre (vitre ou loupe), dont la transparence permet de plonger le regard jusque sur le tympan comme avec le spéculum ordinaire.

Sur un point quelconque du cylindre-caisse, se trouve un ajutage métallique sur lequel est monté un tube en caoutchouc que l'opérateur tient dans sa bouche pendant l'exploration.

Selon qu'on aspire ou qu'on souffle, on diminue ou on augmente la pression que supporte la membrane du tambour qui fait saillie ou se déprime.

On peut ainsi, au dire de l'inventeur, se renseigner sur la souplesse de la membrane, les mouvements des osselets, reconnaître les adhérences, constater l'existence de perforations difficiles à déterminer par les autres procédés d'exploration.

Cet instrument aurait, en outre, un but thérapeu-tique qui serait d'imprimer des mouvements salutaires au tympan et aux osselets.

Cathétérisme du tympan.

On désigne sous ce nom l'exploration de la mem-brane du tympan à l'aide d'un stylet coudé et à tête aplatie.

Les auteurs ne sont pas d'accord sur la valeur qu'il faut attribuer à ce mode d'exploration très-vanté par Ménière, qui pensait pouvoir se renseigner ainsi sur l'état de la fonction auditive (chose fort utile au point de vue du pronostic) et communiquer, en outre, un ébranlement salutaire au nerf acoustique (Bonnafont, *Traité*, p. 92).

Troltsch considère ce moyen comme inutile et même dangereux.

II. Exploration de l'oreille interne et des parties avoisinantes : pharynx et cavités nasales.

L'examen de la gorge et du nez est de rigueur dans toutes les surdités dont la cause ne réside pas manifestement dans le conduit auditif externe ; je me suis étendu assez longuement sur cette exploration dans le cours de ce travail, et j'ai fait entrevoir tous les services que l'on pouvait attendre de la rhinoscopie antérieure et de la pharyngo-rhinoscopie, je n'y reviendrai pas.

La trompe et la caisse s'explorent à l'aide *de la sonde, de la bougie* et surtout de la *douche atmosphérique*.

La simple application du cathéter ne constitue pas à proprement parler un moyen d'exploration, et ce n'est que par l'introduction ultérieure d'une bougie ou une insufflation gazeuse qu'on parvient à se renseigner sur l'état de l'oreille moyenne (trompe et caisse).

La bougie sert à déterminer le degré de perméabilité

de la trompe, le siége et l'étendue des rétrécissements qui peuvent atteindre ce conduit.

La douche gazeuse, aidée de l'*auscultation de l'oreille*, fait connaître le plus ou moins de sécheresse ou d'humidité de la muqueuse auriculaire, le plus ou moins de densité, de visquosité des liquides qui peuvent être accumulés dans la caisse, le degré de souplesse du tympan (1), l'ankylose incomplète des osselets, les perforations du tympan difficiles à percevoir au spéculum, etc., etc.

AUSCULTATION DE L'OREILLE.

Ce moyen de diagnostic est entré depuis longtemps dans la pratique.

Il consistait, dans le principe, à ausculter l'oreille pendant les mouvements d'expiration et l'émission de la voix (2), ou mieux encore en faisant répéter au malade l'expérience de Valsalva ; les bruits ainsi produits étaient perçus, soit directement en appliquant l'oreille sur l'oreille du malade, soit à l'aide d'un sthétoscope placé sur l'apophyse mastoïde.

On se sert aujourd'hui pour ce genre de recherches

(1) La souplesse du tympan pourrait s'apprécier, surtout par la méthode manométrique de Politzer que M. Gellé a présentée comme nouvelle sous le nom d'endotoscopie.

(2) Laennec, *Traité d'auscultation médiate.*

de l'otoscope de Toynbee, tube en caoutchouc long de 70 centimètres à 1 mètre, garni d'un embout olivaire, en corne ou en ivoire, à chaque extrémité, dont l'une est placée dans le méat auditif du sujet en expérience, et l'autre dans l'oreille du médecin.

L'insufflation doit se faire, autant que possible, à l'aide du cathétérisme, ce qui est préférable au procédé de Valsalva, souvent mal exécuté par les malades, et même au procédé de Politzer, en raison du tapage produit dans le pharynx au moment de la déglutition, et qui masque, en totalité ou en partie, les bruits qui se passent dans l'oreille.

Deleau père attachait une importance singulière à l'auscultation de l'oreille, et attribuait aux bruits produits par la douche d'air, une valeur diagnostique exagérée.

En règle générale, il ne faut jamais pratiquer le cathétérisme de la trompe et l'insufflation sans employer simultanément l'otoscope ; c'est à mes yeux le meilleur moyen de constater que la sonde est bien engagée dans le conduit pharyngien de l'oreille.

Plusieurs cas sont à considérer :

1° La trompe est oblitérée.

Aucun bruit n'est perçu par l'oreille exploratrice au moment où la douche d'air pénètre ; l'introduction d'une bougie est alors nécessaire pour confirmer le diagnostic.

2° La trompe et la caisse sont libres.

On entend au moment où l'air pénètre dans l'oreille moyenne un bruit de souffle plus ou moins intense, produit par l'écoulement d'une veine gazeuse à travers la partie osseuse de la trompe, et un petit claquement sec, dû au refoulement du tympan.

3° La trompe et la caisse sont engouées.

Le passage de l'air produit une crépitation sèche ou humide, à petites ou à grosses bulles, bruits qui varient suivant que l'insufflation est faite avec plus ou moins d'énergie et que le liquide contenu dans l'oreille moyenne est plus ou moins ténu, plus ou moins visqueux et adhérent.

4° Tympan perforé.

On entend sans otoscope et à distance un sifflement aigu, mêlé le plus souvent de l'éclat de petites bulles qui viennent se rompre à l'orifice pathologique établi dans la membrane.

5° Bruit de pavillon.

J'appelle ainsi, non le bruit muqueux de Deleau père, mais bien une sorte de ronflement produit par les vibrations que la colonne d'air insufflée imprime aux deux lèvres de l'embouchure pharyngienne de la trompe, quand le bec de la sonde ne fait que reposer sur cet orifice.

6° Ankylose incomplète des osselets.

Serait, au dire de Triquet, caractérisée par la production, au moment de la douche d'air, d'un ou deux craquements gros et rudes (1).

(Je ne parle pas ici de l'emploi de l'otoscope à trois branches, qui est surtout usité dans l'exploration fonctionnelle de l'organe de l'ouïe).

AUSCULTATION DE LA RESPIRATION, DE LA TOUX, DE LA VOIX, DU SIFFLEMENT LABIAL, APPLIQUÉE AU DIAGNOSTIC DES MALADIES DE L'OREILLE.

Je veux dire quelques mots d'un procédé d'auscultation appliqué au diagnostic des maladies de l'oreille, indiqué par Laennec (2), à peine signalé dans les auteurs spéciaux (3), et qui a été de la part de M. Gendrin l'objet d'une étude toute particulière dont il a

(1) *Clin. des mal. de l'oreille*, 1re partie, p. 125.
(2) *De l'auscultation médiate.*
(3) V. Bonnafont, *Traité théorique et pratique*, p. 73.

soumis les résultats à l'Académie des sciences, en 1856.

Je ne puis mieux faire que de présenter en résumé les recherches de ce médecin, qui recueille et analyse à l'aide du sthétoscope, ou mieux de l'otoscope, les bruits que fait naître dans l'oreille moyenne du sujet en expériennce la propagation des vibrations sonores de la respiration, de la toux, de la voix, du sifflement labial, qu'on modifie de diverses manières.

Pour amoindrir la déperdition des ondes sonores et renforcer les bruits auriculaires, on fait fermer les narines du malade.

Les résultats obtenus sont les suivants :

1° Expiration.

(a) *État physiologique.* — Chaque expiration fait naître dans l'oreille un bruit de souffle grave, doux, éloigné.

(b) *Perforation du tympan.* — Bruit aigu, sec, parfois sibilant.

(c) *Trompe rétrécie et engouée.* — Souffle intermittent, crépitation plus ou moins fine.

(d) *Abcès de la caisse, catarrhe humide.* — Crépitation grave, humide.

2° Toux.

Mêmes bruits dans les mêmes cas, mais plus accentués.

3° Inspiration.

(a) *État physiologique.* — Rien.

(b) *Tympan perforé, trompe libre.* — Crépitation, souffle sibilant.

4° Voix.

(a) *État physiologique.* — Paraît plus grave et peu vibrante, entrecoupée de fréquentes intermissions qui séparent les mots et même les sons syllabiques.

(b) *Trompe engouée, rétrécie.* — Murmure confus, inarticulé.

(c) *Catarrhe de la caisse, trompe bouchée.* — Voix éteinte, ne s'entend plus.

(d) *Tympan perforé.* — Voix sifflante. — Crépitation.

5° Sifflement labial.

(a) *État physiologique.* — Souffle sibilant aigu, venant de très-loin.

(b) *Trompe rétrécie.* — Souffle sibilant affaibli ; — intervalles silencieux.

(c) *Trompe obstruée.* — Ne s'entend plus du tout.

(d) *Tympan perforé, trompe libre.* — Sifflement très-aigu, rapproché.

Il faut ausculter comparativement les deux oreilles, car, dit M. Gendrin, à qui j'emprunte tous ces détails, il est bien rare de rencontrer des deux côtés et au même degré les mêmes lésions (1).

(1) *Bull. gén. de thérap.*, 1856, t. LI, p. 335.

B. — EXPLORATION FONCTIONNELLE.

L'exploration de la fonction auditive aide puissamment au diagnostic et surtout au pronostic.

Or il est à remarquer qu'en pathologie auriculaire, le pronostic acquiert une haute importance aux yeux du malade et du médecin.

En effet, la première question que fait un sourd au spécialiste qu'il consulte, est la suivante : « Puis-je guérir? Puis-je au moins espérer une amélioration dans mon état? » — Le médecin, de son côté, doit répondre aussi catégoriquement que possible, car la plupart des traitements de la surdité sont très-longs et exigent autant de patience et de persévérance de la part du médecin que de la part du malade.

Si donc le sourd n'est pas soutenu par l'espoir d'obtenir au moins un allégement de l'infirmité qui l'accable, il hésitera à consacrer son temps et son argent à la poursuite d'une cure douteuse et incertaine ; comme, d'autre part, un médecin consciencieux se fera un scrupule d'entreprendre un traitement long et fastidieux, de consacrer son temps et son savoir dans un but purement vénal, s'il ne doit aboutir qu'à un insuccès.

Les indications fournies par l'exploration fonctionnelle doivent être prises en sérieuse considération,
quand de tels cas se présentent dans la pratique.

L'examen de la fonction auditive se fait à l'aide de
la voix, de l'acoumètre, de la montre, du diapason.

Ces divers moyens d'investigation n'ont pas tous une
égale valeur.

Exploration avec la voix.

L'oreille humaine étant spécialement organisée
pour la perception des sons vocaux (Kramer), il est
tout naturel qu'on ait songé à apprécier la diminu-
tion de la faculté d'entendre, à l'aide de la voix.

C'est malheureusement un moyen infidèle et im-
parfait, et, comme le dit très-judicieusement M. Bonnafont (1), les inflexions à prendre, les distances à
mesurer ne sont pas faciles à calculer; il est, en
outre, très-fatigant pour le praticien qui aurait plusieurs malades à examiner ; enfin, il n'est guère
applicable aux cas de surdité unilatérale, car il est
difficile d'annihiler complétement la sensibilité auditive de l'oreille restée saine, ce qui entache le juge-
ment d'erreur.

(1) *Traité*, p. 34.

De l'acoumètre.

On a proposé de remplacer la voix humaine par le son produit à l'aide d'un instrument appelé acoumètre, imaginé par Wolcke et perfectionné par Itard ; il est constitué, dans toute sa simplicité, par un marteau de bois tombant d'une hauteur déterminée sur une planche de sapin bien lisse. Cet appareil est abandonné aujourd'hui.

De la montre.

On préfère de beaucoup se servir de la montre, dont le tic-tac donne un bruit constant, toujours égal, et qui offre surtout ce grand avantage qu'elle est d'un maniement facile et qu'on l'a toujours à sa portée.

La montre destinée à ce genre d'exploration doit avoir un tic-tac net, éclatant, métallique.

Triquet recommande de déterminer tout d'abord, et par une série d'essais pratiqués sur des personnes dont l'ouïe est normale, à quelle distance la montre dont on se sert peut être entendue. Cette indication est indispensable pour pouvoir comparer les observations des divers auteurs entre elles.

Première épreuve.

La montre est appliquée contre l'oreille du malade, puis éloignée progressivement et en ligne droite jus-

qu'à ce que le tic-tac cesse d'être entendu. — Un
mètre pliant est appliqué contre l'oreille en avant du
tragus, et permet de mesurer exactement la distance
de l'oreille à la montre.

L'épreuve sera répétée plusieurs fois de suite.

Éviter de toucher la tige graduée avec la montre,
car le tic-tac peut être perçu à travers ce solide, alors
qu'il ne l'est plus à travers l'air.

Deuxième épreuve.

Elle consiste à explorer la sensibilité auditive à travers les parois du crâne.

Cette épreuve n'est réellement nécessaire que dans
les cas où les résultats obtenus par la première épreuve
sont négatifs.

On appliquera successivement la montre sur les
divers points suivants, qui sont classés d'après le degré
d'importance qu'ils offrent au pronostic :

1° Région pariéto-temporale ;

2° Région parotidienne ;

3° Région mastoïdienne ;

4° Bosse pariétale ;

5° Bosse coronale ;

6° Bosse occipitale (1).

Ces essais se font les deux conduits auditifs restant

-----

(1) Bonnafont, *Traité*, p. 35.

ouverts, ou fermés tous les deux, ou fermés alternativement (*voy.* le tableau, p. 197).

Du diapason.

C'est à deux médecins français que revient l'honneur d'avoir les premiers appliqué le diapason à l'évaluation de la fonction auditive, au diagnostic et au pronostic des affections de l'appareil de l'ouïe. — J'ai nommé M. Bonnafont et Vidal (de Cassis).

Les premières expériences du docteur Bonnafont datent de 1834 (1); les recherches de Vidal (de Cassis) n'ont été publiées que vers 1840.

Ce procédé d'exploration a conquis dans ces derniers temps une place importante en pathologie auriculaire, grâce aux travaux de savants étrangers : Schmalz (de Dresde), Politzer, Conta, Mach, Lucœ, qui lui ont fait subir d'importantes modifications.

Pour les recherches délicates, il convient d'employer une série de diapasons de tons différents ; mais dans les cas ordinaires, un seul diapason, d'un timbre assez fort, suffit amplement.

Il faut avec le diapason faire sur le malade deux séries d'épreuves :

L'une, *subjective*, dans laquelle le sujet en expé

(1) *Traité théorique et pratique.* p. 36.

rience rend compte de ses sensations ; l'autre, *objec-tive*, dans laquelle l'opérateur apprécie par lui-même, à l'aide de l'otoscope à trois branches, la qualité et la quantité des vibrations transmises par les parois du crâne à l'oreille malade.

1° Épreuve subjective.

On fait vibrer l'instrument, soit en écartant brus-quement les branches, soit en le frappant sur un objet résistant, puis on évalue avec une tige graduée à quelle distance de l'oreille malade le son ainsi produit cesse d'être perçu.

On passe ensuite à l'exploration crânienne, qui consiste à appliquer le diapason vibrant sur le vertex du sujet, qui rend compte de l'impression qu'il en éprouve.

Conta a proposé d'évaluer le degré de sensibilité auditive en calculant le temps pendant lequel les vibrations du diapason sont perçues par le sujet qu'on examine (1).

2° Épreuve objective.

Les travaux de Mach, de Lucœ, de Politzer, ont établi ce fait important, à savoir : qu'il est possible de

____

(1) *Arch. de méd.*, t. II, 1866. *Rev. crit.*, p. 727 (Sim. Duplay).

recueillir à l'aide de l'otoscope les vibrations transmises par les os du crâne à l'oreille d'une autre personne (1), et, qu'en outre, le mode de propagation des ondes sonores se trouve modifié par les divers états pathologiques qui peuvent affecter l'organe de l'ouïe.

Politzer a fait sur ce sujet de nombreuses et intéressantes recherches, en se servant d'un otoscope à trois branches, dont deux bouts sont placés dans les oreilles du patient et le troisième dans l'oreille du médecin. Le diapason étant ensuite appliqué sur le vertex, on ferme alternativement l'une ou l'autre des branches de l'otoscope qui vont aux oreilles du malade, pour voir de quel côté l'écoulement des ondes sonores se fait le plus facilement.

J'ai cherché à résumer dans le tableau suivant les données diagnostiques fournies par l'exploration à la montre et au diapason dans les diverses maladies de l'oreille, où ce mode d'investigation peut être de quelque utilité (2).

(1) Sim. Duplay, *loc. cit.*
(2) *V.*, pour plus de détails, le résumé des travaux de Politzer. — *In orch. de méd., Rev. crit.* Sim. Duplay).

TABLEAU

des signes diagnostiques fournis par l'exploration de l'oreille avec la montre et le diapason.

NOMS DES MALADIES.	MONTRE.		DIAPASON.	
	CONDUITS RESTANT OUVERTS.	CONDUITS FERMÉS AVEC LE DOIGT.	EXPLORATION SUBJECTIVE.	EXPLORAT. OBJECTIVE avec l'otoscope à trois branches.
BOUCHONS CÉRUMINEUX.		Montre placée sur la tempe : tic-tac également perçu des deux côtés ; quelquefois plus fort du côté malade.	Le diapason placé sur le vertex est entendu seulement du côté affecté	Son affaibli en fermant le tube qui se rend à l'oreille saine. Son très-clair si on ferme le tube qui conduit à l'oreille malade.
CATARRHE DE LA TROMPE. . . .	Montre mieux entendue sur la tempe que sur l'oreille.	Une seule trompe malade : son mieux perçu de ce côté. Les deux trompes sont malades à des degrés différents : son mieux perçu par l'oreille la plus malade.	Une seule trompe malade : son mieux perçu de ce côté. Les deux trompes sont malades à des degrés différents : son mieux perçu par l'oreille la plus malade.	Une seule trompe : affaiblissement du son de ce côté. Si affection légère ; si trompes inégalement affectées des deux côtés : différence difficile à percevoir.
CATARRHE AIGU DE LA CAISSE. . .	Affection unilatérale : tic-tac entendu plus facilement du côté malade.		Son mieux entendu avec l'oreille malade.	Mêmes résultats que dans le catarrhe de la trompe.
CATARRHE CHRONIQUE DE LA CAISSE.	Variations très-grandes dans la transmission des ondes sonores par le crâne ; en général les vibrations sont mieux perçues par l'oreille la plus malade.			Pas de résultats positifs et tranchés.
CATARRHE PURULENT DE LA CAISSE. .	Si perforation unilatérale, son transmis par les os, mieux perçu du côté affecté.	Oreille saine fermée : perçoit seule le son. Oreille saine fermée fortement : le son n'est de nouveau perçu que du côté affecté.		Résultats peu constants.

Exploration fonctionnelle de l'organe de l'ouïe au point de vue du pronostic.

Le docteur Bonnafont s'est occupé tout particulièrement de cette question et est arrivé à des résultats que je ne puis mieux faire que de reproduire.

On remarquera toutefois que bon nombre de spécialistes, tout en reconnaissant la valeur de ces recherches, ne leur accordent pas l'importance réelle, mais quelque peu exagérée, qu'a voulu leur attribuer M. Bonnafont.

J'ai résumé les travaux du savant auriste français dans le tableau suivant :

CLASSIFICATION DES SURDITÉS

AU POINT DE VUE DE LEUR CURABILITÉ.

ESSAI AVEC LA MONTRE.	ESSAI AVEC LE DIAPASON.	PRONOSTIC.
1° Tic-tac perçu sur toutes les parties du crâne.		Surdité très-curable; chances de guérison : environ 16 sur 20.
2° Tic-tac perçu seulement sur les apophyses mastoïdes et zygomatiques.		Surdité curable. L'ouïe restera faible.
3° Tic-tac non perçu.	Diapason ut_3 entendu à distance, ou seulement sur le crâne.	Curabilité douteuse, amélioration possible.
4°	Diapason ut_3 n'est plus perçu. Diapason la_3 est entendu à faible distance ou appliqué sur le crâne.	Surdité incurable ou à peu près.
5°	Le diapason n'est entendu nulle part.	Incurabilité absolue.

TROUSSE POUR AURISTE.

Je sais, par expérience personnelle, combien il est difficile, quand on débute dans les études otiatriques, de se procurer de bons instruments et d'en faire un choix judicieux qui réponde à toutes les nécessités de la pratique.

Un de nos plus habiles fabricants d'instruments de chirurgie, M. Galante, a eu l'heureuse idée de réunir dans une trousse fort élégante et de dimensions restreintes, les instruments d'un usage journalier dans la pratique des maladies de l'oreille.

Pareille inspiration était déjà venue au professeur Gruber, de Vienne, qui fit construire, chez Reiner, une trousse pour auriste, fort commode, sans doute, mais bien moins complète que celle du fabricant de

Paris, que la gravure ci-dessous représente dans son ensemble.

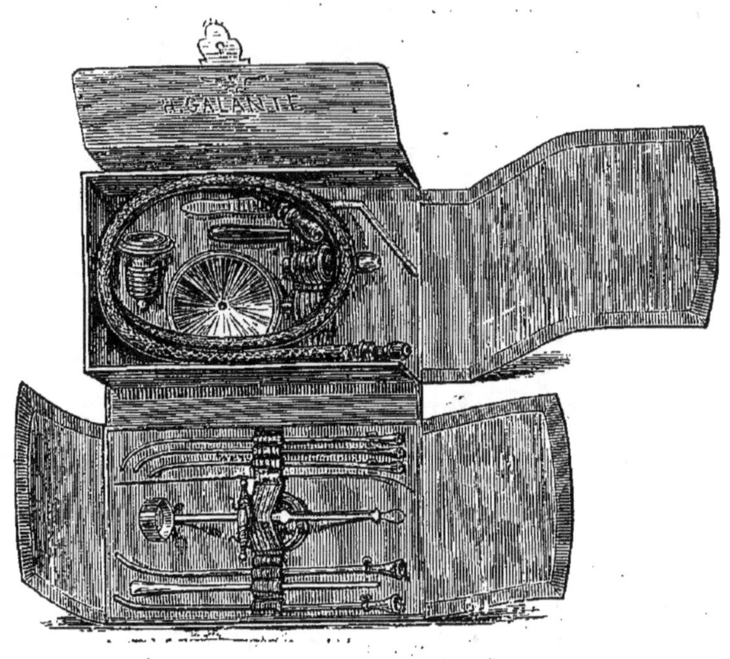

Guidé par les indications du docteur Lœwenberg, M. Galante a réuni dans cette boîte les instruments suivants :

1° Un miroir réflecteur de Troltsch (*voy.* p. 165).

2° Trois spéculums Wilde-Politzer en argent (*voy.* p. 163).

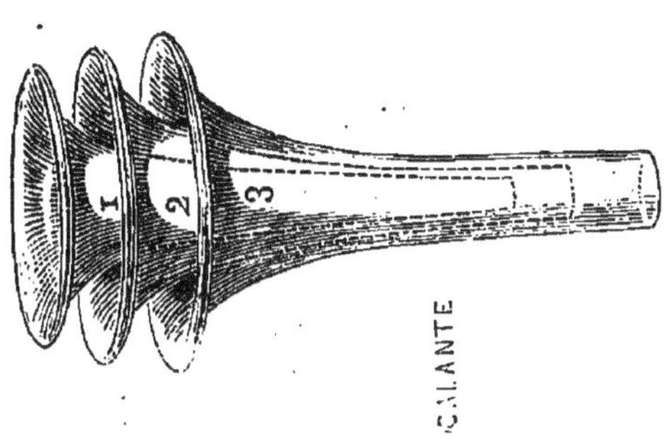

• 3° Ou quatre spéculums ovalaires de Gruber, en maillechort (*voy.* p. 164).

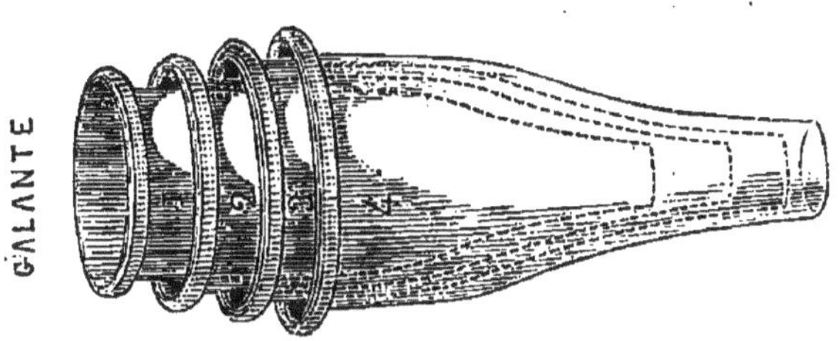

4° Trois sondes en argent à courbure de différentes longueurs (*voy.* p. 103-104).

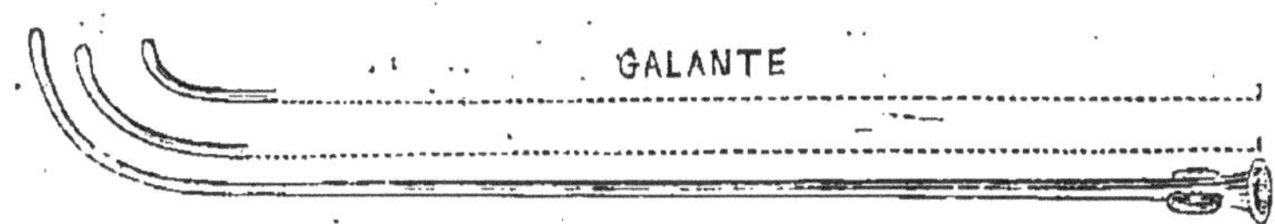

5º Deux sondes de Politzer en caoutchouc durci (*voy*. p. 107).

6º Une pince coudée avec mors en cuiller.

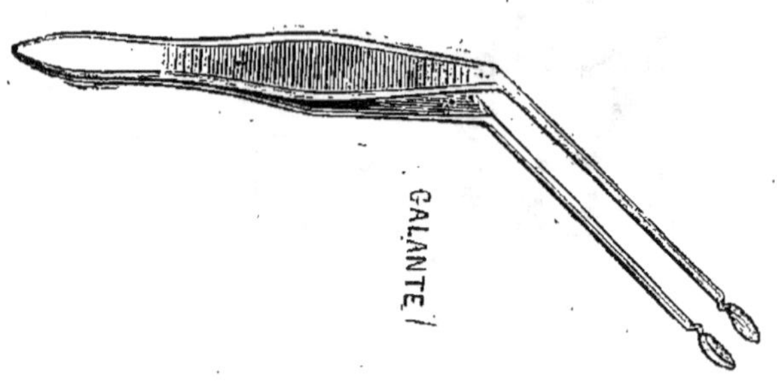

7º Un écraseur de Wilde (*voy*. p. 42).

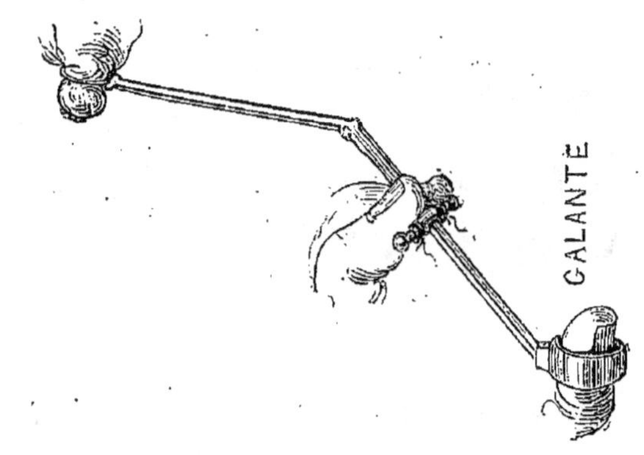

8º Un otoscopède Toynbee (*voy*. p. 182).

9º Une bougie en baleine (*voy*. p. 144).

10º Une canule en ivoire pour injections dans le conduit auditif externe. — Cette canule, à l'aide d'un

ajutage en caoutchouc, peut s'adapter à tous les ir-
rigateurs (*voy*. p. 7).

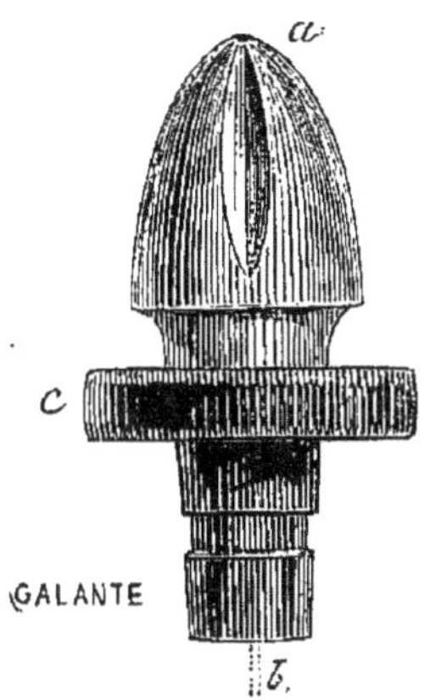

Je propose de remplacer les mors en cuiller de la
pince coudée, qui saisissent fort mal, par des mors à
griffes.

Je substitue à l'otoscope simple un otoscope à trois
branches, qu'on peut à volonté rendre simple et cons-
truit de la manière suivante : Sur un tube métallique
à trois branches (en Y), très-léger, on adapte trois
tubes en caoutchouc, munis d'embouts olivaires en
ivoire, pour former ler trois branches de l'otoscope;
on supprime la troisième branche et on bouche le
petit branchement métallique qui lui sert de support, quand on veut rendre l'otoscope simple.

J'ai enfin complété cette trousse en y ajoutant un
diapason ut_3.

TABLE DES MATIÈRES.

PREMIÈRE PARTIE.

MOYENS CHIRURGICAUX.

MOYENS PROTHÉTIQUES.

MOYENS HYGIÉNIQUES.

DEUXIÈME PARTIE.

MOYENS MÉDICAUX.

MOYENS CHIRURGICAUX.

MOYENS PROTHÉTIQUES. — MOYENS HYGIÉNIQUES.
EXPLORATION DE L'OREILLE.

TYMPAN NORMAL.

AUSCULTATION DE L'OREILLE.

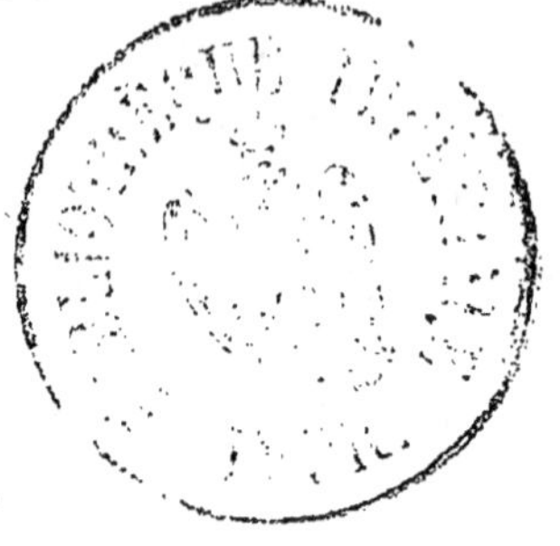

FIN DE LA TABLE.

PARIS. — IMP. V. GOUPY, RUE GARANCIÈRE, 5.

A LA MÊME LIBRAIRIE.

Burggraeve, professeur à l'Université de Gand. — **Chirurgie théorique et Pratique**, comprenant la pathologie chirurgicale générale, descriptive, topographique, les pansements et les opérations, la clinique chirurgicale avec des tableaux synoptiques, l'histoire des maladies, l'histoire de la chirurgie et de ses principaux progrès, 1860. 1 vol. grand in-8° de 502 pages, le portrait de l'auteur et 8 planches gravées.   5 fr.

— **Tableaux synoptiques de clinique chirurgicale** (matières générales), 1859. 1 vol. grand in-8° de 460 pages.   1 fr. 50

— **Amélioration de l'espèce humaine**, avec un frontispice gravé et le fac-simile d'une lettre de M. Flourens, 1860. 1 vol. in-18 de 316 pages.   1 fr. 25

— **Les appareils ouatés** ou nouveau système de déligation pour les fractures, les entorses, les luxations, les contusions, les arthropathies, etc. 1 vol in-folio, comprenant 20 planches gravées d'après nature et un splendide portrait de l'auteur. Au lieu de 150 fr., net   35 fr.

Compendium de médecine, par MM. De La Berge, Monneret, Fleury, etc., 8 vol. grand in-8°.   75 fr.

Du même, un grand nombre de livraisons séparées, chaque au lieu de 3 fr. 50, net.   75 c.

Coste. — **Manuel de Dissection**, ou éléments d'anatomie générale, descriptive et topographique, par le professeur E. Coste. Paris, in-8°, de 700 pages. Au lieu de 8 fr., net.   1 fr. 25

Delpech. — **Chirurgie clinique de Montpellier**, 1828. 2 vol. in-4° avec 34 planches.   12 fr.

Deval. — **Traité théorique et pratique des maladies des yeux**, par le docteur Deval, de la Faculté de médecine de Paris, professeur de clinique ophthalmologique, membre des Académies de médecine de Madrid, de Naples, de Marseille, de Poitiers, etc., etc.; ouvrage contenant 44 pl. intercalées dans le texte, 6 pl. destinées à l'appareil instrumental, 6 pl. coloriées représentant les principales altérations constatables à l'ophthalmoscope, l'échelle typographique d'E. Jeager, destinée à l'épreuve de la vue. 1 beau vol. grand in-8° de 1056 pages, avec 12 pl. représentant ensemble 138 figures, dont 12 coloriées.   12 fr.

Dictionnaire de médecine en 30 vol., chaque tome séparément au lieu de 5 fr., net.   1 fr. 25

Eram (Paul), médecin des hôpitaux. — **Considérations pratiques sur l'Art des Accouchements**, comprenant en outre une Etude historique sur l'état de cette science en Orient, avec les indications thérapeutiques, et les soins à donner à la femme pendant la grossesse et après l'accouchement. 1 vol. gr. in-8° de 430 pages. 1860.   1 fr. 50

Pajot, professeur à la Faculté de médecine de Paris. — **Tableaux complets de l'Art des Accouchements**, divisés en quatre parties sur une feuille in-4° petit texte.   2 fr.

Rollet. — **Recherches** cliniques et expérimentales sur la **Syphilis**, le **Chancre simple** et la **Blennorrhagie**, en un mot, un Traité de maladies vénériennes, contenant: Principes nouveaux d'hygiène, de médecine légale et de thérapeutique, appliqués à ces maladies, par J. Rollet, chirurgien en chef de l'hospice de l'Antiquaille de Lyon (hôpital des vénériens). 1 beau vol. de plus de 600 pages, accompagné d'un Atlas de 20 figures, dont 10 coloriées avec le plus grand soin. Ouvrage terminé. 7 fr.

Straus-Durckeim. — **Théologie de la nature**, par le docteur Hercule Straus-Durckeim. 3 beaux vol. in-8° de 700 à 800 pages de texte chacun et 5 planches gravées, représentant divers sujets d'histoire naturelle. Au lieu de 22 fr., net.   6 fr.

PARIS. — IMP. V. GOUPY, RUE GARANCIÈRE, 5.